REPARA
RESETEA
REVIVE

Aprende cómo tu estilo de vida
puede cuidarte o enfermarte

Dra. Cristina Sánchez

Papel certificado por el Forest Stewardship Council®

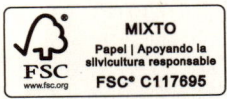

MIXTO
Papel | Apoyando la
silvicultura responsable
FSC® C117695
www.fsc.org

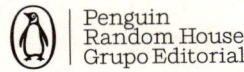

Penguin
Random House
Grupo Editorial

Primera edición: febrero de 2026

© 2026, Cristina Sánchez
© 2026, Penguin Random House Grupo Editorial, S. A. U.
Travessera de Gràcia, 47-49. 08021 Barcelona

Printed in Spain – Impreso en España

ISBN: 978-84-666-8036-3
Depósito legal: B-21.399-2025

Compuesto en M. I. Maquetación, S. L.

Impreso en Black Print CPI Ibérica
Sant Andreu de la Barca (Barcelona)

BS 80363

A mis padres, que son el pilar de mi vida.
A mi hermana, que es por quien
siento amor incondicional real.
A todos mis amigos, que me han querido
siempre por ser como soy.
A mis compañeros de trabajo,
que han confiado plenamente en mis aptitudes.
A mí misma, porque, a pesar de los obstáculos,
he seguido adelante.

ÍNDICE

PRÓLOGO

No sé los motivos exactos que te habrán impulsado a comprar este libro, pero créeme que, sean los que sean, has hecho bien. Tanto si te han obligado a mejorar tu estado de salud (ya sea la propia vida, con una enfermedad, o tu familia y/o amigos, porque te quieren), como si dicha intención ha salido *motu proprio*, mediante la lectura de las siguientes páginas te darás cuenta de lo poco que conocías sobre la influencia que está teniendo el mundo moderno en tu salud.

Pero no quiero que te asustes antes de tiempo. ¡No vayas a dejar el libro guardado para siempre en un cajón! Al contrario, te animo a que experimentes este increíble viaje donde juntos podremos encontrar el verdadero camino hacia la salud. El objetivo de este libro es precisamente descubrir y entender por qué ciertos hábitos nos hacen enfermar, ya que el primer paso para poder cambiarlos es ser consciente de lo que estamos haciendo mal. De esta manera podrás prevenir el desarrollo de algunas de las enfermedades más frecuentes de nuestros tiempos, recuperarte más fácilmente si ya padeces alguna y, por supuesto, aumentar tu calidad de vida.

Repara. Resetea. Revive no es solo un libro, es un llamamiento a la acción. Porque cada elección que hacemos en el día a día, desde lo que comemos hasta cómo descansamos, nos movemos y nos relacionamos, supone una oportunidad para aportar algo bueno o malo al cuerpo. Y si está en nuestras manos, es lógico que debamos aprender sobre ello para tomar buenas decisiones.

Aquí la medicina deja de ser únicamente una ciencia donde las enfermedades se tratan con fármacos, para convertirse en un arte donde la base es la prevención y potenciación de la salud. Y lo más bonito de todo es que el médico actúa como guía (en este caso, una servidora), pero sois vosotros los verdaderos directores de orquesta.

Yo soy Cristina Sánchez y me considero una oncóloga diferente. Después de tratar durante muchos años a pacientes oncológicos, he podido observar que en el sistema de salud existen fallos importantes que se necesitan resolver y que nadie estaba haciendo nada para mejorar las cosas. Por un lado, no se aplican como parte del tratamiento los pilares básicos del estilo de vida (alimentación, ejercicio y psicología). Esto es un grave error, puesto que disponemos de suficiente evidencia científica para asegurar que aumentan la eficacia de los tratamientos convencionales y la siempre preciada calidad de vida.

Pero, por otro lado, sabiendo que nos rodean diversos factores de riesgo para desarrollar enfermedades crónicas, entre ellas el cáncer, la medicina actual se centra únicamente en tratar síntomas; no busca la causa del problema y, sobre todo, no apuesta por la prevención.

Y entonces es cuando mi mente inquieta se encuentra con la impotencia y la frustración de mi día a día en el trabajo, y decido intentar cambiar las cosas mediante la divulgación y consultas privadas. Me he formado para ello en medicina del estilo de vida, salud de precisión y nutrición ortomolecular, y he realizado varios cursos y másteres sobre nutrición, microbiota... En definitiva, me he enfocado en una medicina más integrativa, que se acerca mucho más al tipo de medicina por la que yo quise estudiar esta carrera. Y puedo aseguraros que ya son muchas las personas que han mejorado su salud y calidad de vida aplicando «mi método», que realmente no es más que un conjunto de estrategias que otras personas más importantes que yo ya han descubierto e implementado previamente. Pero ¡es que esto también es ciencia! A pesar de que, por desgracia, en la licenciatura de Medicina y en la práctica clínica no se potencia el empleo de estas herramientas.

Espero que después de leer este libro logréis entender que la salud no es un destino, sino un viaje continuo donde debemos ir sorteando los obstáculos que nos pone la vida moderna. Y es que lo que realmente nos debería de suponer un disfrute son los hábitos de vida que nos garantizan la salud.

Prepárate para reparar, resetear y revivir. La revolución comienza aquí y ahora.

INTRODUCCIÓN:
COMPRENDIENDO LA SALUD

La salud desde un punto de vista integral

«El cuerpo es una máquina». Seguro que has escuchado esta frase miles de veces, pero sin haberte parado nunca a pensar realmente cuánto de cierto hay en ella. En mi opinión, la frase correcta sería «En nuestro cuerpo hay una máquina», y te voy a explicar por qué.

Si buscamos en el diccionario de la Real Academia Española la definición de «máquina», encontramos lo siguiente: «Conjunto de aparatos combinados para recibir cierta forma de energía y transformarla en otra más adecuada, o para producir un efecto determinado». Y es que precisamente esto ocurre en nuestras células. Pero, además, debemos sumarle que todos los sistemas de nuestro cuerpo tienen que estar en equilibrio para que el proceso ocurra de manera correcta.

Cuando dejas de cuidar una máquina, empieza a tener fallos. Sin embargo, puede seguir funcionando de forma defectuosa, aunque falle alguna pieza, hasta que finalmente se rompe. Pues en nuestro organismo ocurre igual. El equivalente a esa «rotura» es la enfermedad. Y lo importante es entender que tanto las máquinas como la alteración de la salud, a veces, son irreparables.

Así que, en definitiva, debes saber que llevas una máquina dentro que requiere un mantenimiento constante y un equilibrio entre todas sus partes. Y en caso de detectar fallos, puedes repararlos a tiempo para que no termine ocurriendo algo irreversible.

Prosiguiendo con este símil, un programa de mantenimiento adecuado para esa máquina interna serían tus hábitos de vida. Es una forma de prevenir fallos, desconexiones y pérdidas, permitiendo un funcionamiento más duradero y de alto nivel. O lo que es lo mismo, que vivas más años y con calidad de vida.

Lo malo es que en el mundo moderno actual nos preocupa poco vivir más y mejor, preferimos mantener una maquinaria defectuosa que, más bien, sobrevive.

Al parecer, ahora una persona «moderna» y normal es la que se mueve poco, basa su dieta en alimentación procesada, vive a un ritmo frenético, duerme poco, prefiere la ciudad al campo... ¿En qué momento ha demostrado la ciencia que esto te lleve a un estado de salud? Al contrario. Por eso los divulgadores de salud que de verdad queremos cambiar el paradigma de la sociedad actual —o más bien retroceder a costumbres más primitivas—, tenemos una importante labor tratando de concienciar a la población de que esto no es bueno. Será bueno para las industrias que quieren sacar provecho de ello, pero no para ti. Y solo con haber empezado a leer este libro ya has dado un paso muy bueno para marcar la diferencia. ¡Enhorabuena!

Otro concepto difícil de entender es que el cuerpo no funciona por partes. La medicina actual está completamente dividida en diferentes especialidades, por eso da la imagen de que podemos toquetear cada parte de nuestro cuerpo sin que influya en el resto de los sistemas, cuando en realidad esto nunca sucede así.

Seguro que más de una vez has acudido al médico por algún síntoma y te han derivado al especialista en cuestión. Pues bien, digamos que ese especialista es un mecánico muy experto que sabe reparar la pieza que al parecer ha dado fallos. Los fallos que tú percibes como síntomas. Y resulta que un síntoma no es más que una alarma de que algo no va bien, y debemos pasar por el taller.

Por un lado, está muy bien, porque es tal la complejidad de los aparatos y sistemas del cuerpo que necesitamos personas expertas para cada área. Lo malo es cuando el especialista, por centrarse mucho en un solo defecto, descuida considerar la repercusión que su actuación tendrá en el resto de los órganos. Es decir, que se deja de integrar todo, aunque así funciona realmente nuestro organismo.

No es natural pensar en el cuerpo humano por partes, salvo que estés estudiando anatomía. ¡No deberíamos parecer Jack el Destripador! Es simplemente una forma necesaria de simplificar y repartir las tareas de reparación.

Pero este no es el único defecto en la medicina de hoy día. Desde mi punto de vista existe un fallo muy importante en el sistema, e impide que podamos estar verdaderamente sanos: no se da importancia al estilo de vida.

Lo que comemos, cómo nos movemos, cómo nos sentimos y cómo nos integramos en la naturaleza tiene una clara repercusión en nuestra salud. Y está científicamente demostrado. Entonces te preguntarás —y con razón— que, si un médico se encarga supuestamente de que estés sano, ¿por qué no tiene en cuenta estos aspectos como parte del tratamiento? Lo que sueles recibir en consulta es una receta con un sello y una firma, para que lo canjees en la farmacia por un medicamento que te haga desaparecer el síntoma, ¿verdad? Pues siento decirte, querido amigo o amiga, que eso no es sinónimo de velar por tu salud. El verdadero problema que resolver no es «cómo dejar de tener síntomas», sino «por qué esa persona tiene síntomas».

Volviendo a nuestro símil, imagina que se enciende de repente una alarma de fallos en una máquina. Tú, que no tienes ni idea de mecánica, encuentras el botón para que la alarma se apague, con tal de no llevar la máquina a reparar y lo que ello supone. ¿Puedes afirmar que has arreglado la máquina? Está claro que no. Simplemente has apagado la alarma, y será cuestión de tiempo que se vuelva a encender o, en el peor de los casos, que la máquina deje de funcionar.

Pues con tu cuerpo pasa lo mismo. Tendemos a poner parches haciendo desaparecer los síntomas, pero así no atendemos al problema real. Algo ha hecho que las alarmas se disparen y es necesario descubrirlo para asegurar realmente que volvemos a un estado de salud.

Espero que después de haberlo entendido, estés conmigo en que hay un fallo grave en el sistema. Yo he sentido durante muchos años una gran frustración al respecto, hasta que después de mucho investigar encontré una corriente que me salvó de querer dejar de ser médico: la medicina integrativa. Esta medicina nace a principios de los años noventa en Estados Unidos, debido a un creciente interés de la sociedad americana por buscar otras terapias más allá de los fármacos.

Entre ellas se encuentran como principales la alimentación, el ejercicio físico y la psicología, a lo que se añade el contacto con la naturaleza, las relaciones personales, el descanso nocturno y la baja exposición a tóxicos.

Pero de manera paralela siempre ha existido un término que ha resultado un verdadero obstáculo para expandir mucho más el abordaje integrativo: la medicina alternativa.

De hecho, muchos profesionales siguen huyendo de la medicina integrativa porque piensan que tiene una equivalencia.

Vamos a definir ambos conceptos para que nos quede claro que no tienen nada que ver:

- **Medicina integrativa**: Terapias que se integran, añaden o incluyen en las terapias médicas convencionales. Se basan en que la farmacología por sí misma es insuficiente y es necesario añadir otras estrategias para mejorar la eficacia terapéutica y garantizar el estado de salud.
- **Medicina alternativa**: Terapias que sustituyen, reemplazan o cambian las terapias médicas convencionales. Se basan en criticar estas prácticas alegando diferentes argumentos, con el objetivo de utilizar solamente las terapias propuestas en su lugar.

¿Se entiende? Yo, como enamorada de la ciencia que soy y con la experiencia profesional que llevo a las espaldas, he visto muchas desgracias provocadas por los tratamientos alternativos. Normalmente son ofrecidos por gurús y personas a quienes incluso les falta una titulación de la rama sanitaria, lo que los convierte, por tanto, en prácticas ilegales en muchas ocasiones.

El objetivo de la medicina integrativa, entonces, es doble:

- Evitar que muchas personas, motivadas por la necesidad de empoderamiento y ser partícipes de mejorar su propia salud, caigan en manos de la medicina alternativa. Son corrientes que tratan de convencer a los enfermos de utilizar sus terapias milagrosas, difamando sobre la medicina tradicional y renegando de las prácticas clásicas. Los pacientes, al verse más comprendidos y atendidos, siguen estas prácticas porque, erróneamente, sienten que hacen lo correcto.
- Aportar a la medicina convencional —sin sustituirla en ningún caso— las terapias relacionadas con el estilo de vida. De esta manera, médico y paciente forman un equipo, y tanto la farmacología como los hábitos conforman en su globalidad un abordaje mucho más completo y eficaz de cualquier patología.

Como ves, hay una visión holística, cuyo objetivo no es tratar enfermedades o síntomas, sino restaurar el estado de salud. Porque la única forma de conseguirlo es dirigiendo la atención a la totalidad del paciente (cuerpo, mente y ambiente). Así lo define el doctor Andrew Weil, director del Centro de Medicina Integrativa en la Universidad de Arizona y uno de los divulgadores más célebres sobre medicina integrativa.

Para finalizar este capítulo, quiero resumirte los principios fundamentales de la medicina integrativa, en los que todos los profesionales deberíamos basarnos y así transmitírselo a nuestros pacientes y al resto de los compañeros:

- Relación médico-paciente centrada en el paciente. El paciente es visto como un socio, activo en su propio cuidado.
- Tratamiento holístico. Se presta atención a otros problemas que pueden afectar a la salud del paciente (emocionales, sociales, ambientales...), más allá de los síntomas físicos.
- Uso de terapias complementarias. Comprende el beneficio de añadir a la medicina convencional y la farmacología terapias como la nutrición, el ejercicio y la psicología. Por supuesto, siempre con el respaldo de la evidencia científica.
- Prevención y promoción de la salud. Interés por evitar la aparición de enfermedades crónicas a través del fomento de hábitos de vida saludables. Y, sobre todo, intentando hallar la causa de las enfermedades para abordar el problema de raíz.
- Cuidado individualizado. Como dijo Samuel Hahnemann, fundador de la homeopatía: «No existen enfermedades, sino enfermos». Cada paciente tiene unas circunstancias y necesidades en torno a la enfermedad que obligan a llevar a cabo un abordaje personalizado.
- Trabajo en equipo. Los profesionales de las distintas disciplinas trabajan juntos para proporcionar una atención integral y coordinada.

Por tanto, como paciente saldrías de la consulta con un tratamiento que te aliviara el síntoma, por supuesto, pero con un estudio más completo que permitiera entender por qué has llegado a sentirte así y con el fin de ponerle solución. Además, se te daría información sobre todo aquello que podrías hacer por ti mismo y en tu caso en concreto, sintiéndote, así, parte del tratamiento. La idea es intentar garantizar un estado de bienestar, y no que solamente te centres en tomar una pastilla.

¿A que suena genial?

En el equilibrio está la virtud. La homeostasis

Es importante entender por qué somos máquinas casi perfectas. No hemos nacido bajo una programación informática infalible, sino que, a través de la selección natural y la teoría evolutiva, hemos sido capaces de adaptarnos a diferentes factores externos para no perder nuestras funciones vitales.

Piénsalo... Si no fuéramos capaces de hacerlo así, no podríamos digerir, dormir, o realizar otras funciones clave de nuestro organismo cada vez que viajamos, enfermamos, cambia nuestra temperatura corporal, nos ponemos nerviosos o cualquier otra circunstancia.

Esta capacidad de mantener el equilibrio interno se denomina «homeostasis».

La palabra «homeostasis» proviene del griego *homoios*, que significa «similar», y *stasis*, que significa «estado». Implica la regulación del medio interno para mantener la temperatura y el pH corporales, los niveles de glucosa, la tensión, el equilibrio de agua y electrolitos, y muchas otras variables. Si alguna de ellas no se modificara en esta adaptación, se afectarían los grandes sistemas y órganos del cuerpo. En definitiva, no podemos sobrevivir sin la homeostasis.

Para mantener tal coordinación, disponemos en el cuerpo de diferentes receptores y sensores que detectan cualquier cambio y envían la información a un centro de control cerebral, que a su vez envía otra señal para corregir la variable que interese. En ello participan los músculos, las glándulas sudoríparas, el corazón, los vasos sanguíneos, los órganos endocrinos productores de hormonas, el sistema nervioso, etc.

Por ejemplo, si los sensores de temperatura de la piel detectan un aumento de temperatura del exterior, se envía esta información a través del sistema nervioso al cerebro y al hipotálamo. Desde allí se da la orden a las glándulas sudoríparas para iniciar la secreción de sudor y bajar así la temperatura interna. De lo contrario, se produciría una hipertermia que podría resultar en un fallo en varias reacciones químicas internas, con el consecuente daño celular.

Pero como este libro va dirigido a mantener un estado de salud global, con nuestra maquinaria funcionando a pleno rendimiento, me gustaría hablaros de las enfermedades que más se han relacionado con la pérdida de equilibrio interno. Y presta atención, porque conforme vayas leyendo, te darás cuenta de que todas tienen algo en común...

- **Diabetes y alteraciones de la glucemia:** El equilibrio de los niveles de glucosa en sangre, lo que se conoce como «glucemia», es fundamental. Y lo posibilita el balance entre dos hormonas secretadas por el páncreas: insulina y glucagón. De lo contrario, se desencadenan multitud de problemas que involucran diferentes órganos (hígado, corazón y vasos sanguíneos, riñón, ojos...). Cuando hacemos una ingesta rica en glucosa, el páncreas libera insulina porque es la hormona encargada, entre otras cosas, de provocar que la glucosa de la sangre sea introducida en los tejidos. Sin insulina, los niveles de glucosa permanecerían elevados, produciéndose los problemas que antes te mencionaba. Existe una diabetes tipo 1, en la que la insulina no se secreta bien por una alteración genética; y la tipo 2, en la que, debido a la exposición continua a altos niveles de glucosa, se termina produciendo una resistencia a la insulina y, aunque el páncreas la secreta, las células no reciben la señal adecuadamente.

  La insulina y el glucagón son dos hormonas producidas por el páncreas que trabajan en equipo para mantener estable la glucosa en sangre, es decir, para que el cuerpo tenga siempre la energía necesaria sin que los niveles suban o bajen demasiado:
  - Insulina. Se libera cuando la glucosa en sangre está alta (por ejemplo, después de comer). Su función principal es facilitar que la glucosa entre en las células, sobre

todo en el músculo y el hígado, para usarse como energía o almacenarse en forma de glucógeno. Así, baja la glucemia.

- ○ Glucagón. Actúa justo del modo contrario. Se libera cuando la glucosa en sangre está baja (por ejemplo, en ayunas). Da la orden al hígado de liberar la glucosa almacenada en forma de glucógeno o incluso de fabricar nueva glucosa a partir de otros compuestos. Así, sube la glucemia.

En resumen: la insulina «guarda» energía y el glucagón la «rescata». Son como dos interruptores que garantizan que tu organismo siempre tenga combustible disponible, manteniendo el equilibrio.

- **Hipertensión arterial:** En la regulación de la presión arterial quedan involucrados el sistema nervioso periférico —del que hablaremos posteriormente—, los receptores de presión presentes en los vasos sanguíneos, el corazón, los riñones y diferentes hormonas. La tensión sube y baja en función de las necesidades del organismo, determinada por las señales con las que se comunican todos esos sistemas.

Cuando determinados factores producen desequilibrios, sin los mecanismos reguladores se produciría un aumento permanente de la tensión arterial que provocaría daños en los órganos a largo plazo.

Imagina tu cuerpo como una ciudad, y la presión arterial como el tráfico de coches que circula por sus calles. Los vasos sanguíneos serían las carreteras. El corazón actúa como la central de transporte que bombea coches constantemente a la red. Los receptores de presión y los riñones serían unos semáforos inteligentes que detectan si hay demasiados coches en un tramo y mandan la señal de regular el paso. El sistema nervioso y las hormonas serían los agentes de tráfico y las normas que se comunican entre sí para organizarlo todo. Cuando todo va bien, el tráfico fluye: a veces más rápido, a veces más lento, pero siempre dentro de unos límites que mantienen la ciudad en orden. El problema aparece cuando fallan los semáforos o las señales (receptores), los agentes no coordinan bien (sistema nervioso y hormonas), o las carreteras se convierten en rígidas y estrechas. Entonces, el tráfico se vuelve descontrolado y denso: eso es la hipertensión arterial. Y una circulación forzada, mantenida en el tiempo, acaba dañándolo todo.

- **Alteraciones de los lípidos (dislipemia):** Los niveles de colesterol y triglicéridos en sangre se regulan gracias al hígado y al metabolismo de las grasas. Si no hay un equilibrio y las grasas en sangre se mantienen siempre elevadas, terminarán por aparecer enfermedades cardio- y cerebrovasculares, como mencionábamos también en el apartado anterior.

  Imagina que tu sangre es como un río, y el colesterol y los triglicéridos son los barcos que circulan por él. El hígado es el puerto que organiza cuántos barcos entran, salen o se almacenan. Si el puerto hace bien su trabajo, el tráfico fluye sin problemas. Pero si siempre hay demasiados barcos navegando y amontonándose, el río se congestiona y se daña el ecosistema: así es como aparecen los problemas cardiovasculares relacionados con las grasas.

- **Sobrepeso y obesidad:** Parece mentira, pero el cuerpo es capaz de regular el peso en función de la ingesta y la demanda energética. En este proceso participan diferentes hormonas, pero también tejidos importantes como es la masa muscular. La obesidad sería el resultado de una pérdida de capacidad de homeostasis, en este sentido.

  Tu cuerpo funciona como una balanza inteligente: en un plato está la energía que comes y en el otro, la que gastas. Las hormonas y la masa muscular son los contrapesos que se ajustan continuamente para mantener el equilibrio. Cuando la balanza pierde su capacidad de regularse y el plato de la ingesta pesa siempre más que el del gasto... aparece la obesidad.

¿Qué has detectado en todas estas enfermedades?, ¿no te parece que tienen mucho que ver con los problemas que nos encontramos hoy en día en la vida moderna?

Pues efectivamente, hemos llegado al quid de la cuestión. Diversos factores pueden alterar la homeostasis, pero la mayoría tienen que ver con nuestros hábitos de vida. Voy a exponerte los más relevantes:

- **Genética:** Como en cualquier enfermedad, los genes siempre están presentes. Algunas personas nacen con mutaciones genéticas (cambios en el ADN), que las predisponen a tener un desequilibrio interno. Un ejemplo sería el del apartado anterior, sobre la insulina en la diabetes tipo 1. La genética es el único factor que podríamos llamar «no modificable», porque nos viene dado sin que podamos elegir ni hacer nada para cambiarlo. Pero ¡veamos el resto!

- **Alimentación y ejercicio:** Sin duda, mi grupo favorito de factores. Ambos deben ir siempre unidos y tienen un impacto muy importante en el mantenimiento de la homeostasis. Carecería de sentido separar este combo cuando hablamos de salud.

- **Estrés crónico:** El organismo no puede trabajar cuando existe una señal de alerta continua. El aumento persistente de cortisol, que es la hormona del estrés por excelencia, es determinante para que se pierda el equilibrio natural. Y, por supuesto, en este grupo debemos incluir el mal descanso nocturno y la alteración de los biorritmos.

- **Exposición ambiental:** La exposición a tóxicos como los metales pesados, los químicos, los pesticidas y la contaminación en general provocan igualmente una interrupción de la homeostasis cuando ocurre de manera prolongada en el tiempo. Sin obviar el impacto que tiene el consumo de sustancias dañinas para la maquinaria celular, como el tabaco o el alcohol.

La vida moderna nos inflama (y nos enferma)

Seguramente estés de acuerdo conmigo en que cada vez tenemos más avances tecnológicos y más comodidades. Cada nuevo invento va orientado a que podamos hacer las tareas con menos esfuerzo y dedicándoles menos tiempo. Pero ¿es esto realmente bueno para nosotros en términos de salud?

Pues siento decirte que, a pesar de que no te guste leer la respuesta, es un rotundo NO. La vida moderna no es saludable, y cada vez lo será menos si seguimos con este ritmo.

La realidad es que la mayor parte de la historia de la humanidad transcurrió en épocas muy distintas a la que estamos viviendo. No llevamos tanto tiempo en la era actual, solamente treinta o cuarenta años. Por eso, aunque pensemos lo contrario, nuestro cuerpo y biología aún no se han adaptado del todo a la nueva forma de vida moderna.

Los principales cambios en la sociedad, la economía y el entorno empezaron a darse con la Revolución Industrial, a partir del siglo XVIII. Al principio, la urbanización masiva, la falta de infraestructuras, la contaminación del agua y las malas condiciones laborales facilitaron un aumento en la incidencia de enfermedades infecciosas y ocupacionales. Pero todo mejoró gracias a los rápidos avances en el sistema de alcantarillado y ventilación, así como la evolución de la medicina y los sistemas de salud pública.

Sin embargo, nadie se esperaba por aquel entonces que todos esos cambios culturales y en el estilo de vida, lejos de resultar un avance en términos de salud, acabarían siendo, a largo plazo, la principal causa de las enfermedades crónicas que se padecen hoy día.

La rápida urbanización, el desarrollo de los transportes y la variedad de máquinas supusieron una reducción de la actividad física diaria. Ya no había que caminar kilómetros para ir a trabajar, y los trabajos manuales y de mayor esfuerzo físico se fueron sustituyendo por trabajos sedentarios en oficinas. Todo ello, sumado a jornadas laborales cada vez más largas y estresantes, y normalmente en entornos alejados de la naturaleza.

Además, con la industrialización, la alimentación natural basada en cocina casera con productos frescos empezó a sustituirse por comida procesada, más conveniente y con mayor vida útil.

Y, claro, con tanta fábrica y tanto producto químico era cuestión de tiempo que la contaminación ambiental deviniera un problema. Inicialmente, la exposición laboral era la más frecuente, pero poco a poco se fue extendiendo de una manera u otra al resto de la población.

Todo esto te suena, ¿verdad? Seguramente solo tengas que preguntar a tus abuelos sobre cómo era la vida antes y compararla con cómo es ahora.

Pero para mi gusto, el origen de todos nuestros males está en el inicio de la cultura del consumo. Esta cultura se ha ido estableciendo en nuestras sociedades muy poco a poco, a través de la publicidad y del desarrollo de productos y tecnologías novedosos. La conveniencia y la rapidez empiezan a valorarse más que la calidad y la salud. Y esto se ha ido perpetuando, incluso ha empeorado en los últimos años.

Lo cierto es que nunca habíamos comido tan mal, nos habíamos movido tan poco ni habíamos estado expuestos a tantos tóxicos como hasta ahora. Tampoco habíamos tenido nunca los niveles de estrés que se manejan hoy en día, ni una vida tan alejada de la naturaleza a la que seguimos perteneciendo.

Para resumir todos los cambios que se producen en nuestro cuerpo a base de quedar expuestos en la vida moderna, surge un concepto que define exactamente lo que está sucediendo en nuestro interior: la inflamación crónica de bajo grado. Y no, no es estar hinchado o que se inflame una parte del cuerpo como cuando nos damos un golpe. Hace referencia a la situación de alerta y desequilibrio en la que se encuentra nuestro organismo internamente.

Pero para que lo comprendas bien, debo explicarte primero qué es la **inflamación**. Es una respuesta biológica esencial para la supervivencia del cuerpo humano y se activa frente a cualquier agresión física o psíquica. Dependiendo de su duración, origen y efectos, puede clasificarse como aguda o crónica, con implicaciones muy diferentes para la salud.

Inflamación aguda: Es una respuesta rápida, localizada y de corta duración que se desencadena cuando hay que hacer frente a algún tipo de daño. Tiene como objetivo principal proteger el cuerpo, eliminar el agente dañino y promover la reparación de los tejidos. Características principales:
- Duración de unas horas a pocos días.
- Signos clásicos: enrojecimiento, calor, hinchazón, dolor y pérdida de función (en algunos casos).
- Los vasos sanguíneos se dilatan (vasodilatación) para permitir el paso de células del sistema inmune al área afectada y enfrentarse a microorganismos y restos celulares. Una vez que se elimina la causa del daño, el proceso inflamatorio se apaga y los tejidos comienzan a repararse.
- Ejemplos: infecciones, traumatismos, heridas, respuesta al ejercicio intenso...

Inflamación crónica: Es una repuesta anómala que, lejos de resultar protectora como en la situación aguda, se convierte en perjudicial. Características principales:
- Puede persistir indefinidamente si no se aborda la causa subyacente.
- Los signos clásicos no suelen aparecer, o ser muy sutiles.
- Pueden estar implicados mecanismos de destrucción y daño celular. Ocurre porque las señales de que hay un daño «no se apagan», y terminan por claudicar. Es como si, al presionar el botón de encendido tanto tiempo, las pilas se gastaran.
- Ejemplos: infecciones persistentes (como hepatitis o tuberculosis), enfermedades autoinmunes (como lupus o artritis reumatoide), estímulos irritantes continuos (como el reflujo gastroesofágico, contaminantes, tabaco y alcohol), etc.

Pues bien, una forma más concreta de inflamación crónica es la peligrosa **inflamación crónica de bajo grado**. Es menos evidente que la inflamación crónica convencional, y a menudo pasa desapercibida a nivel de síntomas, porque no presenta los síntomas clásicos de la inflamación. Pero se mide con los mismos marcadores inflamatorios en sangre como la proteína C reactiva (PCR) y citocinas inflamatorias como interleucinas (IL-6) y el factor de necrosis tumoral alfa (TNF-α).

Es la base de muchas de las enfermedades crónicas que más frecuentemente nos encontramos en nuestro entorno, y lo más interesante es que los factores que la causan dependen en gran medida del estilo de vida actual. Iremos desarrollando los problemas actuales a lo largo de los siguientes capítulos, pero a modo introductorio te indico aquellos a los que más nos enfrentamos como seres humanos viviendo la vida moderna:

- **Dieta poco saludable:** Consumo elevado de azúcares refinados, grasas trans y alimentos ultraprocesados. Favorecen la acumulación de grasa visceral y la liberación de citocinas inflamatorias.
- **Dietas pobres en fibra y antioxidantes:** Reducen la diversidad del microbioma intestinal.
- **Sedentarismo:** La falta de ejercicio y la baja masa muscular promueven la acumulación de grasa abdominal, la resistencia a la insulina y la inflamación sistémica.
- **Estrés crónico:** Se activa de manera sostenida la liberación de cortisol, que desequilibra las respuestas inmunitarias y tiene implicación a nivel metabólico y hormonal.
- **Sueño insuficiente:** La privación de sueño afecta los ritmos circadianos, reduce la producción de melatonina (un potente antioxidante y antiinflamatorio natural) y promueve estados proinflamatorios. Hablaremos más adelante de los ritmos circadianos, pero básicamente son los ritmos que regulan nuestras funciones biológicas más relevantes, siendo el ritmo del sueño-despertar el más representativo.

- **Contaminación ambiental:** La exposición a toxinas como tabaco, alcohol, metales pesados, pesticidas y otras sustancias tóxicas genera estrés oxidativo, daño celular e inflamación sistémica.
- **Disbiosis intestinal:** Un desequilibrio en el microbioma intestinal, causado por malos hábitos de vida o el uso excesivo de fármacos y antibióticos, activa el sistema inmunitario y perpetúa la inflamación. Además, la microbiota intestinal se relaciona con todos los sistemas del organismo, provocando una importante desregulación a muchos niveles.

Como debes de imaginar, la principal consecuencia de la inflamación crónica de bajo grado mantenida en el tiempo es que se desarrollan enfermedades crónicas que repercuten en nuestra supervivencia. Nos esclavizan a vivir dependiendo de fármacos y visitas médicas, y empeoran nuestra calidad de vida. Y lo peor de todo es que, por falta de conciencia o de voluntad, muchas personas están viviendo con enfermedades y pastillas sin saber que, mediante un estudio de las causas que subyacen en su estado de inflamación, podría hacerse un abordaje integral que les ayudase a recuperar un buen estado de salud. Porque vivir más no sirve de nada si se hace con enfermedad.

Esto es solo una introducción... ¿Quieres saber realmente qué impacto está teniendo todo esto en tu salud? Pues continúa leyendo... Pero ¡aviso! Corres el riesgo de que te entren ganas de cambiar tu estilo de vida radicalmente...

PARTE I
REPARA

Lo que consideramos normal,
realmente nos enferma.

En estos capítulos aprenderás las bases del funcionamiento de tu organismo. Considero importante que primero tengas claro los conceptos, para poder entender más adelante los mecanismos por los que podemos enfermar. ¡Espero hacerlo de una forma didáctica y cómoda!

1

COMER NO SIEMPRE IMPLICA NUTRIRSE

1.1. El peligro de comer por placer

¿Alguna vez te has preguntado para qué comemos? Te daré varias opciones, y me gustaría que pensaras y reflexionaras sobre cada una de ellas:

A. Comemos por placer.
B. Comemos por convención social.
C. Comemos porque es una necesidad biológica.
D. Todas son correctas.

La respuesta correcta es la D, puesto que todas son correctas. Pero realmente es fruto de la evolución humana hacia una sociedad en la que, en la mayoría de los casos, la disponibilidad de alimentos ya hace tiempo que no es un privilegio, sino algo normal.

Comemos por placer

La capacidad de ciertos alimentos de estimular el sistema de recompensa de nuestro cerebro hace que comamos por placer. La dopamina, que es la hormona de las adicciones, se eleva cuando sentimos satisfacción con algunas comidas, obligándonos a querer consumirlas de nuevo para volver a sentirnos estimulados.

Esto ocurre sobre todo con alimentos ricos en azúcares y grasas, ya que históricamente han sido siempre difíciles de encontrar en la naturaleza. Esos menús se vinculaban a las clases acomodadas, a gente importante y adinerada.

Además, a veces tenemos la tendencia a comer por placer desde pequeños. Dependiendo de la educación que recibimos, enseñamos a nuestro paladar a seleccionar aquellos sabores que más nos gustan. Seguro que tus padres te premiaron más de una vez con alguna chuchería cuando sacabas buenas notas, o te llevaban a comer una hamburguesa si te portabas bien. Los conceptos de «comida como recompensa», los anuncios publicitarios y otra serie de estímulos —como un precio ajustado, una presentación llamativa, o una forma fácil de preparación— van fraguando en nuestra mente desde muy pronto las ideas sobre la comida que mantenemos en la edad adulta.

De forma breve y resumida, estas son las principales estrategias publicitarias de la industria alimentaria que deberías tener en cuenta para que, aunque sigas consumiendo esos productos, al menos lo hagas de manera consciente, ¡dejando claro que a ti no te engaña nadie!

- **Uso de reclamos saludables:** Poner en grande en la etiqueta frases como «Rico en fibra», «Bajo en grasa», «Sin azúcar añadido», aunque el producto sea ultraprocesado y poco saludable.
- **Asociación cultural y emocional:** Emplear imágenes de tradición (una abuela cocinando, cazuelas de barro, paisajes mediterráneos, dibujos para los niños...) para transmitir naturalidad aunque el producto sea artificial.
- **Diseño adictivo de los productos:** Combinaciones estudiadas de azúcar, sal y grasas que activan los circuitos de recompensa en el cerebro y fomentan el consumo repetido.
- **Promoción de lo rápido y cómodo:** Vender la conveniencia («Listo en cinco minutos», «Abrir y servir») como si fuera equivalente a saludable.

- **Enfoque en lo parcial:** Destacar un ingrediente de moda (quinoa, cúrcuma, «Con aceite de oliva») para dar sensación de saludable aunque el conjunto del producto no lo sea.
- **Explotación del marketing:** Colores llamativos, personajes de dibujos y regalos para crear fidelidad desde la infancia.
- **Publicidad emocional:** Conectar con sentimientos de felicidad, familia, éxito o pertenencia a un grupo, más que con el valor nutricional real. ¿Quién no se emociona con el típico anuncio anual de Navidad patrocinado por alguna gran marca?

A todo ello hay que sumarle las redes sociales, con su poder de difusión y de generar competencia. Son una forma de crear necesidades de la que es difícil escapar. Ahora todo son publicaciones como «Las mejores tortillas de...», «El mejor restaurante de...», «No puedes pasar por aquí sin comer tal», etc.

Además, sabemos que en situaciones de presión y estrés muchas personas encuentran refugio en la comida, que deviene una vía de escape a los problemas como podría ser cualquier otra sustancia. Seguro que te suena la típica escena en que alguien acaba de romper su relación y se sienta frente a la tele a comer una tarrina de helado gigante mientras derrama lágrimas.

Comemos por convención social

La comida cumple un claro papel en las interacciones sociales. Toda reunión o celebración gira en torno a una mesa, donde una cena puede provocar desde el cierre exitoso de una negociación, hasta el inicio de una relación con el amor de tu vida. Pasando, por supuesto, por reencuentros con amigos, aniversarios, bodas, etc.

La comida puede incluso convertirse en el centro de un evento, siendo el punto de mira para alabanzas o críticas, independientemente del motivo de la reunión.

En definitiva, lo tenemos en la mente como una posibilidad de generar conexión emocional con los demás y con nosotros mismos.

Además, el acto de invitar a alguien a comer está visto como una muestra de cortesía y hospitalidad, según el contexto. Incluso se ha vuelto más que habitual regalar una comida o cena en un restaurante de categoría en cumpleaños, aniversarios, etc.

Pero, sin ninguna duda, sabemos que la gastronomía de cada ciudad y país se ha ido desarrollando de tal manera que ciertos alimentos y preparaciones conforman un claro sello de identidad. Así, comer un plato típico determinado supone un orgullo, y los productos tradicionales se venden como si fueran lo más preciado que tiene una región.

Comemos porque es una necesidad biológica

Efectivamente, sin comida no hay energía y sin energía no hay vida. Esta debería de ser la única respuesta correcta en términos estrictos, pero tú y yo sabemos que no es la única en el mundo moderno en el que vivimos.

Los alimentos nos proporcionan los nutrientes que necesita el organismo para sobrevivir. Internamente, las reacciones químicas del organismo necesitan energía para que funcionen los diferentes órganos y sistemas. Y externamente, para poder desempeñar nuestros trabajos y actividades diarios tanto a nivel físico como mental. Todo funciona a través de flujos de energía, y todos estos procesos físicos y químicos se conocen, en términos globales, como «metabolismo». Son la base de la vida a nivel molecular, y son lo que permite a las células crecer, reproducirse y desempeñar una función dentro del cuerpo.

Podríamos dividir nuestras principales fuentes de nutrientes en dos. Ambas son igual de importantes:

- Macronutrientes: Se requieren diariamente en grandes cantidades (macro). Tienen una función principalmente energética.
  - Proteínas para reparar tejidos, mantener la masa muscular y ayudar al sistema inmune: pescado, huevos, legumbres, lácteos, frutos secos.

○ Grasas saludables esenciales para la producción de hormonas, el mantenimiento de membranas celulares, la función del cerebro y el aporte de energía sostenida: aceite de oliva virgen extra, aguacate, frutos secos, semillas, pescado azul.

○ Carbohidratos complejos como principal fuente de energía: verduras, frutas, cereales (mejor integrales, por el aporte de fibra), legumbres.

○ Fibra, clave para el mantenimiento de la microbiota y la salud intestinal. La encuentras en verduras, frutas, cereales integrales, legumbres, semillas.

○ Agua: imprescindible para todas las funciones vitales. Aproximadamente el 80 % de nuestro cuerpo es agua.

- Micronutrientes: Se requieren diariamente en cantidades muy pequeñas (micro), pero sin ellos las principales reacciones del organismo no se podrían llevar a cabo. Incluyen las vitaminas y ciertos minerales. Tienen una función principalmente reguladora (no aportan calorías, pero son imprescindibles para la maquinaria interna).

  ○ Vitaminas:
    · A: zanahoria, calabaza, espinacas.
    · Grupo B: legumbres, cereales integrales, pescado, huevos.
    · C: cítricos, kiwi, pimientos.
    · D: pescado azul, huevos.
    · E: frutos secos, aceite de oliva, semillas.
    · K: vegetales de hoja verde, brócoli.

  ○ Minerales:
    · Calcio: lácteos, col rizada, almendras.
    · Magnesio: frutos secos, cacao puro, legumbres.
    · Hierro: legumbres, espinacas, pescado, huevo, jamón serrano.
    · Zinc: mariscos, pipas de calabaza, frutos secos.
    · Selenio: nueces de Brasil, pescado, cereales integrales.
    · Yodo: pescado, mariscos, algas.

○ Antioxidantes:
· Polifenoles: aceite de oliva, té verde, frutos rojos.
· Carotenoides: zanahoria, tomate, calabaza.
· Sulforafanos: brócoli, coles de Bruselas.

Es importante saber que precisamente los micronutrientes son los más sensibles a los procesamientos de los alimentos, por lo que cuanto más artificial sea el producto, más lo cocinemos o peor lo conservemos, en menos cantidad los encontraremos, porque se pierden fácilmente.

Pongamos un ejemplo; pensemos en una mañana cualquiera en que te levantas para preparar el desayuno y debes intentar que sea lo más completo y saludable posible. Una rebanada de pan integral de masa madre, con aguacate y un par de huevos revueltos, a lo que añadiremos alguna verdura como el tomate o las espinacas, y una pieza de fruta. Este desayuno aporta de manera más visible e intuitiva los tres macronutrientes, pero al ser alimentos reales y de calidad también vienen cargados de micronutrientes.

Los alimentos que consumimos a diario nos aportan unas diez mil sustancias diferentes. ¡Entre ellas, mogollón de aditivos! De tal manera que solo unas pocas son consideradas verdaderos nutrientes. En los próximos capítulos te ayudaré a identificar esos aditivos para que puedas hacer una compra más consciente y mejor.

Además, existe otro concepto fundamental y necesario de conocer: los nutrientes esenciales. «Esencial» significa que el cuerpo no puede fabricarlo y hay que aportarlo mediante la alimentación. Estos son: vitaminas, minerales, algunos aminoácidos (fenilalanina, valina, treonina, triptófano, metionina, leucina, isoleucina, lisina, histidina) y algunos ácidos grasos (omega 3 y 6).

Por tanto, te puedes imaginar que alimentarse y nutrirse no es lo mismo.

Y, por supuesto, si hay algo que determina la ingesta es esa sensación que se te pone a modo de vacío en el estómago, que te obliga a abrir la nevera o a pararte en el primer puesto de comida rápida que encuentres por la calle: el hambre.

El hambre viene regulada por dos hormonas principalmente, llamadas «leptina» y «grelina».

Ambas hormonas trabajan en conjunto para regular el equilibrio energético. Mientras que la leptina reduce el apetito y aumenta el gasto energético, la grelina hace lo contrario: estimula el hambre. En un ciclo normal, la grelina aumenta antes de las comidas y disminuye tras comer, mientras que la leptina se incrementa cuando las reservas energéticas son altas y disminuye en estados de déficit energético. Pero te lo desarrollo un poco más para que entiendas la repercusión que pueden llegar a tener.

La **leptina** se produce en las células del tejido graso o adiposo (los adiptocitos), y es la hormona de la saciedad. Sus niveles se incrementan sobre todo cuando aumenta la grasa corporal, y actúa mandando señales al hipotálamo (el área del cerebro que controla el hambre, la saciedad y la sed), indicando que el cuerpo ya tiene suficiente energía y no necesita comer más. También participa en la regulación de funciones metabólicas y reproductivas al informar sobre las reservas energéticas del cuerpo.

Cuando existe obesidad, los niveles de leptina se mantienen permanentemente elevados y se genera una resistencia al efecto de esta hormona. Esto implica que, aunque hay suficiente leptina circulante, el hipotálamo no recibe o interpreta correctamente las señales de saciedad, lo que mantiene el apetito elevado. La resistencia parece deberse a una situación de inflamación crónica de bajo grado y a alteraciones en las vías de señalización neuronal.

Cuando esto ocurre, el impacto metabólico es importante, ya que no solo se reduce la capacidad de regular el hambre, sino que disminuye el gasto energético basal y se perpetúa el almacenamiento de grasa, exacerbando el círculo vicioso de la obesidad.

La **grelina** se produce principalmente en el estómago, aunque también en el intestino y el páncreas en menor cantidad. Es conocida como «la hormona del hambre», ya que estimula el apetito. Sus niveles aumentan en situaciones de ayuno, antes de las comidas, cuando el estómago está vacío. Envía señales al hipotálamo de que el cuerpo necesita energía, se produce la sensación de hambre, y la persona busca alimentos para comer. Esta hormona también interactúa con los circuitos de recompensa del cerebro, con la consecuente sensación de placer tras haber comido. También tiene un papel en la regulación de la secreción de la hormona del crecimiento y en el control del metabolismo de grasas y carbohidratos.

Los niveles de grelina en personas con obesidad suelen ser bajos en estado de ayuno; además, la hormona no disminuye de modo significativo después de comer. De nuevo, esto puede llevar a una menor percepción de saciedad y a una mayor predisposición a comer en exceso. A ello debemos sumarle el curioso dato de que la grelina fomenta una mayor ingesta de alimentos especialmente ricos en grasas y azúcares, debido a su interacción con los circuitos de recompensa del cerebro.

Como dato curioso, ocurre lo contrario en personas que han pasado largos periodos de restricción alimentaria (guerras, anorexia nerviosa, huelgas de hambre...). En estos casos, las hormonas del hambre y la saciedad también se desregulan, pero de forma distinta: la grelina, que debería aumentar para estimular el apetito, puede perder su ritmo natural y dejar de enviar señales claras; la leptina, por su parte, cae en picado al disminuir la grasa corporal, lo que lleva al organismo a entrar en «modo ahorro», ralentizando el metabolismo. El resultado es una desconexión de las propias sensaciones: dificultad para reconocer el hambre real, saciedad precoz con pequeñas cantidades de comida, incluso malestar digestivo. Es como si el cuerpo, para sobrevivir, hubiera apagado las señales del hambre y reducido la tolerancia a la ingesta. Esto explica por qué, tras una etapa de restricción, la recuperación de la alimentación normal puede venir acompañada de confusión, hambre voraz o desajustes hasta que el sistema vuelve a equilibrarse.

Todo tiene más sentido ahora, ¿verdad? Más adelante veremos cómo la falta de sueño agrava esta situación, ya que desempeña un papel importante en la regulación de dichas hormonas.

Te cuento otro dato curioso. La figura del dietista-nutricionista (tal como la entendemos hoy: un profesional sanitario especializado en alimentación, nutrición y dietoterapia) surgió precisamente como respuesta directa a los cambios en el estilo de vida y el perfil epidemiológico de la población. Pero en sus orígenes su función era muy diferente.

A finales del siglo XIX e inicios del XX, la preocupación por la alimentación comenzó con la nutrición clínica hospitalaria. En Estados Unidos y el Reino Unido aparecieron las primeras *dietitians* (dietistas) dentro de hospitales, con el objetivo de planificar dietas para los enfermos, especialmente durante la Primera Guerra Mundial (al encontrarse con problemas de malnutrición, escasez y necesidad de optimizar raciones).

En 1917 se fundó la American Dietetic Association (hoy Academy of Nutrition and Dietetics), considerada el punto de partida del dietista moderno. En Europa, la figura se desarrolló algo después, vinculada a hospitales y servicios de salud pública.

Durante gran parte del siglo XX, la prioridad fue combatir la desnutrición y las carencias (vitaminas, proteínas, etc.). Pero a partir de los años sesenta y setenta, con la industrialización alimentaria y el cambio de hábitos, se produjo la transición nutricional:

- Aumento del consumo de productos ultraprocesados, azúcar, grasas saturadas y carne.
- Descenso de la actividad física.
- Incremento de enfermedades crónicas no transmisibles: obesidad, diabetes tipo 2, cáncer, enfermedades cardiovasculares.

Esto transformó radicalmente la función del dietista-nutricionista. De tratar déficits, pasó a tener que prevenir y tratar enfermedades relacionadas con el exceso y el desequilibrio alimentario.

A partir de los 2000, los dietistas-nutricionistas se integraron progresivamente en hospitales, atención primaria, investigación, educación y salud pública, y su expansión está íntimamente relacionada con el cambio de estilo de vida de la población.

El dietista-nutricionista hoy en día, en la vida moderna, es una figura fija que se necesita para combatir el impacto del sedentarismo, la sobreabundancia, el marketing y la desconexión del origen natural de los alimentos. Su papel actual va más allá de «hacer dietas»: busca reeducar el comportamiento alimentario, restaurar la relación con la comida y prevenir enfermedades crónicas, en un contexto donde la alimentación se ha vuelto un marcador social y emocional.

1.2. En el *backstage*: entendiendo el metabolismo

Voy a profundizar un poco más en el tema, porque me interesa que sepas que el impacto de la nutrición en tu organismo es gigante. Si te preguntas sobre las sensaciones que tienes ahora mismo sobre lo que sucede en tu cuerpo al respecto, me podrás decir que tienes hambre, sed, cansancio o dolor. Pero ¿sabías que la clave de todo se encuentra realmente a un nivel mucho más pequeño? Hace falta meterse dentro de las células para entenderlo, ¡con eso te lo digo todo!

Da igual si estás despierto o dormido, en tus células hay reacciones químicas y flujos de energía de manera constante, y ello te permite funcionar como ser vivo. Y todo depende de cómo te alimentas. Cada vez que comes, tienes la oportunidad de darle algo bueno y necesario, o malo y perjudicial a tu cuerpo. ¡Es una gran responsabilidad!

Por eso es clave entender qué es lo que ocurre para que un trozo de pan, de carne, de aguacate o de verdura se convierta en una fuente de nutrientes para nuestras células.

Hay algunos conceptos clave relacionados con el metabolismo que quiero que absorbas para poder entender lo que ocurre en el interior de tus células sin que te des cuenta. De momento lo explicaré de manera muy esquemática para facilitarte la comprensión, y algunos puntos los desarrollaremos más adelante junto a otros conceptos ¡para que te vuelvas un experto!

El ATP

La molécula que representa la unidad de energía en la célula se denomina adenosin-tri-fosfato (ATP). Es la «moneda energética» del cuerpo. Fue hallada por primera vez en el músculo humano en 1929 en Estados Unidos por Cyrus H. Fiske.

Las mitocondrias

Son pequeñas estructuras que se encuentran dentro de las células actuando como verdaderas centrales energéticas. En ellas es donde se fabrica el ATP a partir de los combustibles que ingerimos (los macronutrientes), y con ayuda de otras sustancias necesarias (los micronutrientes) para que se produzcan las reacciones químicas pertinentes. El proceso que ocurre en la mitocondria se denomina «respiración celular».

Es curioso, porque se sabe que las mitocondrias ¡descienden de bacterias ancestrales! Y realmente mantienen una disposición parecida a la de las bacterias, con un ADN circular y algunas estructuras similares. De hecho, precisamente por tener su propio material genético, pueden ser causantes de algunas patologías con este origen. Y es que cada vez hay más enfermedades relacionadas con un mal funcionamiento de las mitocondrias. Sobre todo, varias enfermedades crónicas, envejecimiento celular y cáncer. Y la vida moderna se ha convertido sin duda en uno de los principales peligros para nuestra salud mitocondrial. Se han descrito como factores que atentan contra nuestras mitocondrias la mala alimentación, el sedentarismo, el estrés crónico, la falta de sueño, la exposición a contaminantes ambientales y el uso excesivo de fármacos.

Los radicales libres

En toda reacción metabólica se generan radicales libres, que son productos de desecho, por así decirlo. En cantidades normales sirven de estímulo para activar los mecanismos de regeneración corrientes, pero en exceso producen daño celular. ¡Es importante que te quedes con este dato, porque vamos a hablar mucho de los radicales libres!

El flujo de la energía

La célula aprovecha los nutrientes para dos tipos de uso de la energía, digamos que son dos tipos de «flujo»:

- Catabolismo o degradación. Es el proceso por el cual las moléculas más complejas se descomponen en otras más sencillas. En esta descomposición se libera energía, que se utiliza para cumplir diferentes funciones vitales.
- Anabolismo o formación. Es el proceso de creación de moléculas complejas a partir de otras simples. En este proceso hace falta energía (ATP). Es importante para el crecimiento, la reparación de tejidos y el almacenamiento de la energía.

Nuestro día a día es un continuo «crear» y «destruir», y ambas vías deben funcionar de manera correcta y equilibrada.

Las hormonas

Los procesos aquí descritos están controlados por unas moléculas superimportantes que actúan como verdaderos policías y guardianes del metabolismo: las hormonas. Aunque ya las hemos mencionado previamente, vamos a verlas en profundidad:

- La insulina. Producida por el páncreas, esta hormona se libera cuando aumentan los niveles de glucosa en sangre, para que la glucosa entre en las células y se pueda usar como fuente de energía. Ocurre sobre todo:

- ○ En las células de los músculos y el hígado, donde la glucosa que sobra después de ser utilizada se acumula en forma de glucógeno.
- ○ En el tejido adiposo, donde se acumula como grasa.

Por tanto, la insulina favorece ambas situaciones. Y esto nos lleva a entender que si existe glucosa en sangre en cantidades altas, se bloquea la quema de grasa —de hecho, se está activando lo contrario, el almacenamiento—. Decimos entonces que la insulina es una hormona anabolizante.

- El glucagón. También producido por el páncreas, es la hormona opuesta a la insulina. Aumenta en situaciones de ayuno y carencia —o lo que es lo mismo, cuando bajan los niveles de glucosa en sangre—. Ordena la descomposición de las reservas de glucógeno para que pase a haber disponible glucosa en sangre, así como el uso de las reservas de grasa. Se segrega cuando las comidas son pobres en glucosa, y sobre todo en situación de ayuno. Decimos que es, por tanto, una hormona catabolizante.

Insulina y glucagón trabajan conjuntamente para mantener unos niveles adecuados de glucosa en sangre. Y es que tanto el exceso de glucosa (hiperglucemia) como su déficit (hipoglucemia) provocarían problemas en nuestro organismo.

Aunque no profundizaremos en todas ellas, ten en cuenta que también existen otras hormonas que ayudan a regular nuestro metabolismo, como la adrenalina y el cortisol (las hormonas del estrés) y las hormonas tiroideas.

El peso corporal

El peso es una manifestación final del balance energético que se produce cada cierto tiempo en nuestro cuerpo. Es algo así como «lo que entra, por lo que sale», aunque hay matices. Aquí es donde entran en juego las famosas **calorías**, que son la forma de indicar la energía que nos aporta un alimento de manera externa.

Antes decíamos que la unidad de energía en la célula era el ATP, ¿recuerdas? Pues bien, una molécula de ATP corresponde con unas 14 kilocalorías (kcal) por gramo de alimento, para que te hagas una idea. De esta forma, cada macronutriente nos aporta las siguientes calorías en función del ATP generado:

- Hidratos de carbono: 4 kcal por gramo.
- Proteínas: 4 kcal por gramo.
- Grasas: 9 kcal por gramo.

Nuestro cuerpo necesita todos estos combustibles para mantener sus funciones, como cualquier máquina. Así es como el motor celular trabaja para que nos mantengamos con vida. Nunca podemos dejarlo sin combustible.

La glucosa

Aunque todos los macronutrientes (hidratos de carbono, grasas y proteínas) nos aportan energía, la molécula principal por la que se regula el metabolismo y la que supone una verdadera «moneda de cambio» es la glucosa.

Se obtiene de la dieta o de las reservas de glucógeno; ambas vías son rápidas y de fácil acceso, por lo que cuando la demanda energética es alta, se convierte en la vía principal que utilizamos para tener combustible.

En las situaciones en que sea necesario obtener energía para las células y no tengamos disponible glucosa en sangre, el metabolismo hará uso de fuentes secundarias o reservas para transformarlas en glucosa y usarla como fuente. Esto es crucial para que el organismo no claudique en situaciones de ayuno, durante un ejercicio prolongado, en dietas bajas en carbohidratos, etc.

Por ejemplo, si estás en ayunas o solamente has consumido alimentos ricos en grasa y existe una demanda de energía, tus células la obtendrán del glucógeno muscular y hepático por un lado y, por el otro, de los ácidos grasos mediante la descomposición de la grasa.

Este proceso de «quema de grasa» es conocido como «beta oxidación de ácidos grasos», y realmente es muy rentable porque se obtiene una elevada cantidad de energía. Sin embargo, la movilización de las grasas es más lenta que la de la glucosa y requiere un transporte específico en la sangre. De hecho, al ser moléculas demasiado grandes para que se absorban directamente en la sangre desde el intestino, circulan a través de otro sistema vascular que tenemos en el cuerpo, denominado «sistema linfático».*

Todo dependerá del tipo de actividad que necesites en el momento (lo veremos con mayor detalle más adelante, en el capítulo 2, en el que te hablo sobre el ejercicio). Y cuando la demanda de energía todavía sigue siendo elevada y nos hemos quedado sin los anteriores combustibles, la siguiente fuente que utilizar son las proteínas, ya que a partir de los aminoácidos también se puede conseguir glucosa. Las proteínas se obtienen del músculo, lo que ocasiona pérdida de masa muscular. ¡A esta situación está claro que no queremos llegar! La masa muscular, como veremos más adelante, es un bien preciado que no nos interesa perder, para nada. Por tanto, necesitamos una buena distribución de nutrientes a lo largo del día para mantener el metabolismo equilibrado y no perder músculo.

A modo de resumen, la economía energética del metabolismo es como la economía monetaria. ¡Y verás cómo nuestras células son bastante tacañas!

- El dinero que tenemos para gastar es la glucosa. Si ganamos más de lo que gastamos, se acumula en forma de grasa para poder usarlo en caso de necesidad.

* Sistema linfático: red de vasos y órganos linfáticos distribuidos por todo nuestro cuerpo, encargado de transportar restos celulares, microorganismos, grasa y otras moléculas. Participa en el sistema inmune y en el manejo de líquidos del cuerpo.

- El dinero que tenemos en el banco son la grasa y el glucó-geno. Digamos que para consumir grasa debemos esperar a que el banco abra para firmar y darnos el dinero, pero podemos obtener la glucosa de manera rápida desde el cajero.
- Y ya en el último caso, si estamos en un apuro, tendría-mos que pedir un préstamo para obtener energía de las proteínas.

Pero lo cierto es que en el mundo moderno las carencias nu-tritivas, si se producen, es sobre todo por desconocimiento, no por falta de disponibilidad. Solo hay que ver la cantidad de super-mercados que abren las veinticuatro horas del día, y las empresas de comida a domicilio. Por no hablar de la hiperproducción ma-siva de cualquier tipo de alimento, ya sea animal o vegetal.

El principal problema a nuestro alrededor es la falta de edu-cación nutricional y el abuso ejercido durante muchos años por la industria alimentaria hacia nosotros, los consumidores.

¡Nuestro metabolismo es muy tacaño, como hemos comen-tado! Así que un exceso de energía, independientemente de la fuente de la cual provenga, se acumulará en forma de grasa. Pue-de ocurrir por una elevada ingesta de calorías o por falta de con-sumo energético o, lo que es lo mismo, no hacer ejercicio.

Esta sobreingesta suele ser a base de hidratos de carbono y grasas, ya que son los macronutrientes más presentes en la ali-mentación procesada. ¿Cuántas veces se te ha antojado comer un viernes por la tarde un pescado al horno o una pieza de bró-coli? ¿Y cuántas un dónut o unas patatas fritas? Pues eso.

La flexibilidad metabólica

Volvemos a nuestras dos fuentes principales de combustible: la glucosa y las grasas. La clave de nuestra salud está en poder usar una u otra según las necesidades del organismo. Esto es lo que se conoce como «flexibilidad metabólica», y es clave en el mantenimiento de un estado óptimo de salud. Te voy a explicar más profundamente en qué consiste.

Si tu alimentación está basada en un exceso de carbohidratos, eres sedentario y además tiendes al estrés, eres carne de cañón para entrar en un estado de rigidez metabólica. Significa que solamente serás capaz de usar la vía de la glucosa como fuente de energía, porque el cuerpo te demandará este tipo de alimentación cuando lleves a cabo tus actividades.

Y esto es así porque una mitocondria saludable asegura que el cuerpo pueda utilizar grasa durante el reposo o las actividades de baja demanda, y carbohidratos durante el ejercicio intenso. Ya hemos dicho que la grasa es una fuente de energía muy rentable, así que en condiciones ideales el organismo intenta dejar las reservas de glucógeno para cuando estamos haciendo una actividad de alta demanda, de modo que le resulte fácil obtener más energía.

¿Quieres saber qué te ocurre si no tienes flexibilidad metabólica?

- Dependes excesivamente de la glucosa, incluso en estados en que el cuerpo debería usar más grasas porque la demanda es baja (por ejemplo, salir a pasear en ayunas). Como resultado puedes experimentar hipoglucemias, hambre frecuente, fatiga y dificultad para mantener la energía y la concentración sin una ingesta constante de carbohidratos.
- Tu metabolismo de las grasas está deteriorado, por lo que una comida alta en grasas puede no proporcionarte suficiente energía de inmediato. Te genera sensación de pesadez o fatiga porque el cuerpo no es eficiente en la beta oxidación de ácidos grasos. No sientes que ese sea «tu combustible» ideal.
- Además, tendrás un pico de glucosa más alto después de comer, acompañado de una respuesta de insulina también más intensa y desproporcionada. Esto supondrá una bajada rápida de glucosa en sangre al poco de haber comido.

Como consecuencia, te sentirás cansado poco después de comer, incluso con sueño, y tendrás antojo de más carbohidratos unas horas más tarde. Y como te puedes imaginar... esto se vuelve un círculo vicioso.

Ahora que ya hemos aclarado los conceptos, quiero abrir ya del todo el melón. Y es que, si tuviéramos que decantarnos por el principal problema metabólico que padecemos en la actualidad, muy ligado a la rigidez metabólica, yo diría que es la **resistencia a la insulina**, un concepto que desarrollaremos mejor más adelante.

Esta es una condición que aparece ante el exceso de hidratos de carbono que se ingieren y que no se consumen con el ejercicio. Es decir, que entran de nuevo en juego lo que comemos y nuestra cantidad de movimiento. Y deriva de dos problemas: el miedo a las grasas generado por la cultura de la dieta, y el poder de la industria alimentaria.

Evolución histórica y cultural de las dietas

Los años setenta, ochenta y noventa del siglo pasado fueron los años *low fat*. Durante varias décadas, las dietas bajas en grasas dominaron las recomendaciones nutricionales, basadas en estudios que asociaban el consumo de grasas saturadas con enfermedades cardiovasculares. Esto llevó erróneamente a un aumento del consumo de carbohidratos como sustituto energético —muchos de ellos refinados— y a dejar de golpe todas las grasas (las saturadas y las no saturadas).

Con el tiempo se fue descubriendo que lejos de resolver los problemas metabólicos, las cosas empeoraban. ¿Qué estaba pasando?

Pues que todo estaba dominado por la ausencia de actividad física, que es para lo que realmente sirve el consumo de carbohidratos. Y las grasas en general —salvo las hidrogenadas e industriales—, lejos de ser perjudiciales, tienen un papel fundamental en la protección cardiovascular y la inflamación general. Es decir, no se estaban haciendo las cosas bien.

En respuesta al fracaso de las dietas bajas en grasa para reducir la obesidad y las enfermedades metabólicas, se empezó a investigar el papel de los carbohidratos. La industria alimentaria ya tenía el toro cogido por los cuernos, al descubrir la mejor droga diseñada jamás: el azúcar añadido. Y digo «droga» porque realmente se comporta como tal: estimula los circuitos de recompensa en el cerebro para que siempre necesitemos más de ese placer, y altera nuestro metabolismo volviéndonos dependientes de ella también a nivel físico.

Si te das cuenta, casi todos —o todos— los alimentos procesados llevan azúcar añadido, que no es para nada necesario en nuestra alimentación diaria. Pero ¡nos han hecho creer que sí!

Seguro que te suenan frases como: «Tu cerebro necesita glucosa para funcionar», «Empieza el día con energía», «El placer que te mereces»... Muchas de estas frases han sido usadas por la industria para legitimar el consumo de azúcar, aprovechando el desconocimiento generalizado sobre el metabolismo. Hoy sabemos que el azúcar no es necesario en ningún caso.

Sin embargo, sí que resulta imprescindible incluir en nuestra alimentación hidratos de carbono de calidad, porque ya hemos dicho que es una fuente de energía básica. Y no, el cerebro no necesita azúcar (añadido), pero sí necesita glucosa. El hecho de añadir azúcar no tiene ningún otro sentido más allá que satisfacer el paladar y dar dinero a la industria alimentaria.

Y dentro de las opciones de carbohidratos que tenemos para elegir, su calidad importa. Los carbohidratos refinados o «simples» (pan blanco, harinas refinadas, pasteles, bebidas azucaradas) se digieren rápidamente, causando picos de glucosa en sangre seguidos de caídas, lo que fomenta el hambre y el sobreconsumo calórico. Esto ha llevado a generalizar la idea de que «los carbohidratos son malos» en las dietas de pérdida de peso, debido a la falta de saciedad.

No obstante, esto no es cierto, ya que existen otros carbohidratos denominados «complejos» (frutas, verduras, cereales integrales, tubérculos, legumbres...) y que están cargados de vitaminas, minerales y fibras que ayudan a amortiguar la absorción de glucosa sin generar picos. Por ello, los complejos sí que provocan saciedad y tienen un impacto positivo a nivel nutricional.

Como ves, te he ido revelando poco a poco el mecanismo real según el cual los hidratos pueden resultar perjudiciales: la elevación descontrolada de insulina, que se relaciona directamente con la inflamación crónica de bajo grado.

La relación entre la insulina y la inflamación radica en cómo los niveles elevados y constantes de esta hormona pueden desencadenar respuestas inflamatorias en el cuerpo.

El consumo frecuente de azúcares obliga al páncreas a liberar grandes cantidades de insulina de forma constante. Con el tiempo, las células dejan de responder a la insulina (generan resistencia), lo que lleva a niveles altos de insulina y glucosa en la sangre continuos (hiperinsulinemia). Esta es la antesala de la diabetes.

Pero es que, además, se va a estimular también una mayor acumulación en forma de grasa, sobre todo a nivel abdominal, que es la más peligrosa. La grasa abdominal produce citocinas inflamatorias como IL-6 y TNF-α, que desencadenan un estado de inflamación crónica de bajo grado. Y, por si fuera poco, las propias citocinas inflamatorias generan un círculo vicioso, ya que bloquean las señales normales de la insulina dentro de las células, perpetuando así la resistencia a la insulina y reforzando la inflamación.

Al mismo tiempo, nuestras mitocondrias se estarán sometiendo a una carga de trabajo mucho mayor, con lo que aumentará la producción de radicales libres, que dañan células y tejidos.

¡Todo un círculo vicioso!

Ya lo iremos hablando a lo largo del libro, pero te adelanto que hay cuatro claves para no llegar a esa situación metabólica tan mala:

- Ejercicio regular (sobre todo, de fuerza).
- Evitar el exceso de carbohidratos, sobre todo refinados, y adaptar su consumo a la actividad física.
- Dieta rica en antioxidantes (polifenoles, carotenos...) y baja en toxinas (p. ej., pesticidas, aditivos de los ultraprocesados...).
- Descanso nocturno y niveles bajos de estrés.

RESUMEN PRÁCTICO

Tu metabolismo funciona como una economía interna en la que el ATP es la moneda energética que permite que las células trabajen. Esta energía se fabrica en las mitocondrias, unas centrales heredadas de bacterias ancestrales que dependen de lo que comas, de cómo te muevas, descanses y gestiones el estrés. Si estas centrales fallan, aparecen el envejecimiento prematuro y las enfermedades crónicas. En el proceso también entran en juego los radicales libres, desechos inevitables de las reacciones químicas: en cantidades normales ayudan a regenerarnos, pero en exceso nos dañan las células. El equilibrio entre catabolismo (destruir para liberar energía) y anabolismo (construir usando energía) se regula gracias a hormonas clave como la insulina, que almacena glucosa y grasa tras las comidas; y el glucagón, que hace lo contrario en los ayunos, movilizando reservas. La insulina, cuando está elevada de forma constante, bloquea la quema de grasa y favorece la resistencia metabólica. Aquí es donde cobra importancia la flexibilidad metabólica, que es la capacidad de usar alternamente glucosa y grasa como combustible según la demanda: perderla significa depender en exceso del azúcar, sufrir bajones de energía, hambre constante y acumulación de grasa abdominal. Y no olvides que no todos los carbohidratos son iguales: los refinados disparan la glucosa y nos empujan al círculo vicioso de insulina e inflamación, mientras que los integrales, frutas, verduras y legumbres aportan nutrientes y estabilidad. En definitiva, necesitas cuidar de tu metabolismo para mantener las «cuentas energéticas» en orden y que no haya repercusiones.

2

¡VAMOS, MUÉVETE YA!

2.1. ¿Por qué existen los gimnasios?

Si te planteas hacer ejercicio o si hablas con gente que esté pensando en aumentar su actividad física, seguramente te habrás dado cuenta de que todo gira en torno al mismo concepto: apuntarse al gimnasio. Pero ¿alguna vez te has preguntado por qué existen los gimnasios? Obviamente existen diferencias culturales según la parte del mundo en que nos encontremos, así que vamos a verlo desde una perspectiva principalmente occidental.

Los gimnasios nacieron en Grecia como centros de reunión para enseñar las artes del combate, y también como lugar de estudio de la filosofía. Eran lugares donde los atletas entrenaban para competir en las olimpiadas. Para los griegos, la actividad física no solo tenía beneficios físicos, sino que era un pilar de la educación y el desarrollo humano. Aquí nace el concepto del cuerpo ideal como símbolo de disciplina, estatus y virtud.

Todo esto fue evolucionando, y durante la Edad Media la actividad física dejó de ser una prioridad para las clases altas. El ideal de belleza se inclinó hacia cuerpos más voluminosos —por no decir «gorditos»— porque suponían un símbolo de riqueza y abundancia. La clase trabajadora, la que se dedicaba a aquellos trabajos más físicos, era la que estaba más delgada y musculada: la plebe. La salud pasó entonces a un segundo plano, porque lo que más importaba eran la imagen y el estatus social.

Ni siquiera en el Renacimiento, cuando se retomó el interés por el cuerpo humano desde un punto de vista artístico, iba ligada la actividad física al bienestar.

En el siglo XIX resurge el interés por el ejercicio, impulsado por el fisicoculturismo y los primeros métodos de entrenamiento estructurados —como el de Eugen Sandow, considerado el padre del culturismo moderno—. Y es especialmente a partir de los años setenta y ochenta, con el auge del fitness, cuando la estética pasa a ser de un modo definitivo el objetivo principal por delante de la salud. Películas como *Rocky* y *Conan el Bárbaro* popularizaron el cuerpo musculoso como ideal de éxito y disciplina, mientras que en el caso de las mujeres era al revés, la delgadez extrema se convirtió en la meta que conseguir en muchas sociedades. Las pasarelas se llenaban de modelos escuálidas y la masa muscular brillaba por su ausencia. Estos eran los estereotipos de la época.

Hoy en día, los gimnasios tienen un enfoque mixto, arrastrando todas estas influencias culturales e incorporando conceptos nuevos. Gracias a la investigación sanitaria y los canales de divulgación, se está promocionando la actividad física tanto en hombres como en mujeres con la salud como objetivo prioritario; sobre todo, orientada a la prevención de enfermedades y longevidad. Pero sigue habiendo un colectivo muy centrado en la estética, inmerso en la búsqueda de un cuerpo ideal y que responde a tendencias sociales. Por ello, errores como el sobreentrenamiento, el uso de esteroides y dietas extremas con el fin de lograr un cuerpo «perfecto» se dan aún entre la población.

Para resumirlo en un único concepto —y dejando un poco de lado la parte estética, que siempre estará presente—, ahora mismo los gimnasios existen principalmente para una cosa: para hacer frente al **sedentarismo** de la vida moderna.

Los avances tecnológicos de las últimas décadas y los cambios en la estructura social han hecho que ya no sea habitual mantenernos activos a diario, cuando antes sí que lo era. Antiguamente los trabajos eran manuales —y no de oficina—, y existía una clara necesidad de desplazarse a pie —y no en coche o transporte público—. Nadie se planteaba no ir caminando a hacer la compra, ni existía la sensación de pereza por transportar sacos; todo lo contrario que en la actualidad.

Añadido a esto, el ocio se basaba más en salir de casa para ir a pasear, en vez de quedarse encerrados mirando la pantalla del móvil o la televisión. Si además tenemos en cuenta que muchas ciudades desarrolladas carecen de espacios abiertos como parques o áreas recreativas, las oportunidades de realizar ejercicio quedan muy limitadas.

Sin embargo, hoy en día es cierto que sin los gimnasios el sedentarismo sería claramente una epidemia mucho más importante de lo que ya es. Ofrecen un espacio donde contrarrestar la falta de actividad del día a día, al poder realizar rutinas de ejercicio estructuradas, con horarios flexibles que se adaptan a las necesidades de cada persona.

Esto ha permitido que los gimnasios también evolucionen: de simples centros de entrenamiento de fuerza y culturismo como ocurría en los años sesenta y setenta, a cubrir las demandas de toda la población ofreciendo clases grupales y entrenamiento personal, incluso incorporando los últimos avances tecnológicos. Ofrecen tarifas y ofertas atractivas, con una importante estrategia de marketing detrás para seducir a posibles nuevos clientes.

En general, para mantenernos activos en la vida moderna debemos elegir una o más actividades deportivas que nos gusten y motiven. Pocos mantienen un trabajo lo suficientemente físico como para darse por satisfecho en lo que al movimiento se refiere.

De hecho, ese es el concepto que tenemos todos. Nos lo enseñan desde pequeños; nos apuntan a clases extraescolares deportivas para que vayamos definiendo nuestros gustos. Y, ya de adultos, algunos optan por deportes modernos como el crossfit, y otros, por los más clásicos como el running, ciclismo, pádel, natación, etc.

¿Cuál es el tuyo? ¡No me digas que no haces deporte de manera habitual!

Lo más curioso es que la mayoría de las personas que se inician en los deportes continúan su práctica en parte por estética o porque han oído que es importante hacer deporte para estar sano. Sin una clara conciencia del impacto real. Y esta suele ser una de las principales causas de abandono, porque al no cumplir las expectativas delante del espejo, o al no ver el peligro de dejarlo, aparece la frustración, la pereza, o cualquier otro sentimiento adverso.

Resulta que hemos perdido la necesidad biológica de estar activos y que es intrínseca en el ser humano, cuando en verdad el ejercicio debe ser concebido como parte de nuestro estilo de vida, de una manera sostenible y constante, sin que ello suponga un sufrimiento.

¿Te imaginas a nuestros ancestros preocupándose por quién estaba más delgado o más guapo? ¡Si ni siquiera había espejos! El cuerpo ideal era simplemente el cuerpo funcional: fuerte para cazar, ágil para escapar de los depredadores y resistente para largas caminatas.

El sedentarismo tiene su origen en una combinación de factores históricos, tecnológicos y sociales, que son los que nos han marcado como poblaciones.

Hace aproximadamente diez mil años, los humanos pasamos de ser cazadores-recolectores a ser agricultores. Este cambio hacia unos asentamientos y una estabilidad en cuanto a vivienda y trabajo ya supuso un descenso en los niveles de actividad física, solo por el hecho de no tener que hacer desplazamientos a pie cada día.

Pero el gran cambio empezó a observarse a partir de la Revolución Industrial, cuando empezamos a ver la posibilidad de evitar tanto esfuerzo físico al disponer de máquinas que nos ayudaran en nuestros trabajos. Además, hubo una importante migración de las poblaciones del campo a la ciudad para trabajar en fábricas. Y aunque inicialmente en estas fábricas también se llevaban a cabo trabajos exigentes físicamente, el hecho de estar en espacios cerrados y cerca de la tecnología supuso una evolución paulatina hacia la reducción de la actividad física.

Esto ha desembocado en una tecnología cada vez más sofisticada, que nos ha ayudado a mejorar la calidad de vida, por lo menos en apariencia, pero ha reducido drásticamente nuestras necesidades de mantener a diario un nivel elevado de actividad: transporte de motor, transporte público, dependencia de dispositivos electrónicos, teletrabajo...

Lo que no nos paramos a pensar al movernos es que, desde un punto de vista evolutivo, los humanos somos máquinas biológicas optimizadas para la actividad física. Como hemos mencionado, nuestros ancestros necesitaban cazar, recolectar y moverse constantemente para sobrevivir. Es decir, en el pasado habíamos evolucionado en movimiento, y eso creó cuerpos fuertes, resistentes y adaptados al esfuerzo físico.

Por tanto, podríamos decir que **movimiento = supervivencia**. Si no te movías, no conseguías comida, no huías de los depredadores y no pasabas tus genes a la siguiente generación. Fácil de entender, ¿no?

Los gimnasios nacen como una solución artificial para recuperar el movimiento perdido, aunque sea triste reconocerlo. Son claramente la mejor forma de reintroducirlo en una sociedad moderna que se ha transformado, y que en la actualidad está diseñada para el sedentarismo, cuando biológicamente no le corresponde.

Hoy en día sabemos que la actividad física no solo sirve para estar en forma, sino que es un pilar fundamental de la salud. Se ha convertido en una herramienta terapéutica para prevenir y tratar enfermedades, mejorar el estado mental y aumentar la calidad de vida. Por tanto, si eres de los que se pasa el día sentado en el despacho de la oficina y al llegar a casa se sienta en el sofá a ver Netflix «para descansar», haz el favor de posponer esta lectura e ir ahora mismo a apuntarte al gimnasio, dar un paseo o lo que tú consideres, pero ¡muévete!

2.2. Horas sentado, años de vida perdidos

La masa muscular

No éramos conscientes de la importancia del músculo hasta que lo hemos perdido. Y solo ahora, en la vida moderna que tanto disfrutamos, nos percatamos de su valor.

La masa muscular siempre se ha asociado con dos campos bien definidos: el rendimiento deportivo y la estética. Comentábamos que los gimnasios se habían llenado en sus inicios de personas que se preparaban para todo tipo de competiciones, incluyendo aquellas que se dedicaban al culturismo.

No obstante, ahora se ha puesto el foco en aquellos estudios que han demostrado el impacto de la pérdida de masa muscular en el estado de salud global, ya que el músculo nos ayuda a mantener un equilibrio a nivel metabólico, hormonal e inmunológico. Ya se sabe que estos sistemas son fundamentales en la prevención del desarrollo de enfermedades crónicas.

El músculo regula el principal mecanismo de obtención y gasto de energía. Que si has leído hasta aquí, ¡ya te lo tienes que saber! Pues así es, colabora en nuestro querido y a la vez odiado metabolismo de la glucosa.

El tejido muscular demanda energía a partir de la glucosa en todo nuestro cuerpo, especialmente antes y después del ejercicio físico. Cuanta mayor sea la cantidad de músculo, mayor será la demanda para una ingesta y una actividad estándares. Esto evita que se desarrolle resistencia a la insulina, ya que no nos sobrará glucosa en sangre. Además, nos ayuda a mantener un peso saludable, a evitar acúmulo de grasa en exceso, etc.

Sin embargo, uno de los descubrimientos que más me han llamado la atención es la existencia de una actividad antiinflamatoria en la masa muscular. Esto es debido a que el músculo libera mediante su actividad unas sustancias llamadas «mioquinas». Son unas moléculas de naturaleza proteica implicadas en distintas vías de señalización, con múltiples funciones reguladoras. Y aunque favorezcan la adaptación y regeneración de los tejidos después del entrenamiento, lo más destacable a nivel de salud global es su capacidad de modular el sistema inmune y las vías de diferenciación celular. También regulan la presión arterial, el apetito, la distribución de la grasa visceral, la liberación de cortisol, la sensibilidad a la insulina, la salud ósea... ¡Son la leche!

Todo esto que te he resumido en pocas líneas tiene implicaciones muy críticas. Y es que, sin una buena masa muscular, no estamos protegidos frente a algunas de las patologías más frecuentes en la actualidad:

- **Disfunción inmunológica:** El tejido muscular está relacionado con la función inmunológica y la respuesta del cuerpo al estrés. Durante periodos de estrés, los músculos actúan como una reserva de aminoácidos, que son imprescindibles para la formación de anticuerpos y otras moléculas reparadoras y cuya base es proteica. Los pacientes con mayor masa muscular tienen mejores resultados tras cirugías o enfermedades graves, ya que sus cuerpos pueden utilizar esta reserva para sostener el proceso de recuperación.
- **Enfermedades cardiovasculares:** Las mioquinas ayudan a reducir la inflamación sistémica, la cual es un factor clave en la formación de placas de colesterol en las arterias, en el desarrollo de problemas cardiacos, etc. Además, la actividad física que estimula el crecimiento muscular mejora el perfil lipídico y regula la presión arterial.
- **Síndrome metabólico:** Como ya sabes, se asocia una mayor cantidad de masa muscular con una mejor sensibilidad a la insulina, lo que ayuda a prevenir la resistencia a esta hormona y, por tanto, la diabetes. Y como también aumenta el gasto energético en reposo, al ser un tejido de alta demanda energética, mayor será la cantidad de calorías quemadas incluso sin hacer ejercicio, lo que ayuda a mantener un peso saludable.
- **Cáncer:** La masa muscular puede actuar como un factor

protector frente al desarrollo de ciertos tipos de cáncer. Por un lado, debido a su capacidad antiinflamatoria, que ayuda a recuperar el equilibrio normal y evita que se perpetúe la disfunción del sistema inmune. Por otro, debido a su acción moduladora de las vías de diferenciación celular. Además, los pacientes con mayores niveles de masa magra suelen tolerar mejor los tratamientos oncológicos y, por tanto, tener también un mejor pronóstico.

- **Osteoporosis:** Los ejercicios de resistencia que estimulan el crecimiento muscular también fortalecen los huesos, previniendo la pérdida precoz de su densidad mineral. Son especialmente relevantes en ancianos o mujeres posmenopáusicas, por sus implicaciones funcionales y para disminuir el riesgo de fracturas.

- **Salud mental:** El ejercicio estimula la liberación de endorfinas (las hormonas del placer) y reduce los niveles de cortisol (la hormona del estrés), mejorando el estado anímico. Además, mantener una buena masa muscular permite retrasar el deterioro ligado al envejecimiento. Y ello, indudablemente, mejora la autoestima y calidad de vida, también porque facilita mantener la capacidad de realizar las actividades cotidianas.

El lactato

Para complicarlo un poco más, se está estudiando la relación entre el lactato (ácido láctico), el ejercicio y las enfermedades crónicas. Es un tema de interés en fisiología, oncología y medicina del estilo de vida.

Tradicionalmente, se consideraba el lactato como un simple producto de desecho del metabolismo, incluso se ha relacionado erróneamente con las famosas «agujetas» —ahora se sabe que son por microrroturas vasculares—. Pero hoy sabemos que es una molécula clave en la regulación metabólica y en la comunicación intercelular.

Al realizar ejercicio, especialmente de alta intensidad, las células musculares producen lactato cuando metabolizan la glucosa por una vía de «alta demanda», denominada «glucólisis anaeróbica». El lactato acidifica el medio y produce una inflamación transitoria. El proceso es corto, porque el lactato puede reciclarse rápidamente para obtener energía en el propio músculo y en el hígado, retrasando así la aparición de la fatiga. Claro, ¡para que sea eficiente hay que estar entrenados! Y es que este proceso favorece adaptaciones fisiológicas a nivel de las mitocondrias, incluso parece modular la expresión genética.

La participación beneficiosa del músculo con la gestión del lactato se está estudiando en el tratamiento de enfermedades crónicas en que el acúmulo de lactato podría darse de manera disfuncional. Y es ahí donde el músculo serviría de gran ayuda, al ser capaz de gestionar eficientemente ese lactato.

Estas enfermedades son el cáncer, la diabetes, las enfermedades cardiovasculares y los procesos neurodegenerativos.

De manera resumida, diríamos que el impacto del lactato depende de su regulación:

- En el ejercicio se genera lactato transitorio → adaptación metabólica beneficiosa.
- En las enfermedades crónicas se genera una acumulación disfuncional de lactato → inflamación y daño celular.

Espero que después de leer estas líneas te haya quedado un poco más claro que el hecho de tener una buena masa muscular no debe ser un objetivo solamente estético, ni mucho menos. ¡Hay que cambiar el chip!

Además, quien entrena solo para verse mejor en el espejo tiene más posibilidades de volver a caer en las garras del sofá y perder lo ganado. Quienes lo hacen porque aman su cuerpo y quieren mejorar su salud son los que de verdad se enganchan a un estilo de vida más protector y beneficioso, que perdurará en el tiempo.

RESUMEN PRÁCTICO

En realidad, los gimnasios son un invento moderno para compensar lo que hemos ido perdiendo como sociedad: el movimiento natural. Nacieron en la antigua Grecia como templos de fuerza, educación y filosofía, evolucionaron hacia centros de culturismo y estética en los siglos XIX y XX, y hoy en día se han convertido en espacios donde combatir el sedentarismo de la vida moderna. Porque ya no caminamos largas distancias, no cargamos peso en el trabajo ni pasamos horas al aire libre como hacían nuestros ancestros; ahora necesitamos reservar tiempo y pagar una cuota para mover el cuerpo como biológicamente está diseñado para hacerlo. Y aunque la estética sigue estando muy presente —y de hecho muchas veces es la razón por la que se empieza—, la verdadera razón de ser del ejercicio es la salud: mantener músculo, prevenir enfermedades, regular el metabolismo, mejorar el estado de ánimo y aumentar la longevidad. En definitiva, los gimnasios —o cualquier otra actividad que te motive— no son un capricho, sino una herramienta terapéutica imprescindible para recordarnos que movimiento = supervivencia.

3

DEJA DE VIVIR AL LÍMITE

3.1. El estrés, un enemigo silencioso

¿Sabías que el estrés es normal? ¿Alguna vez te has parado a pensar en la connotación positiva del estrés? Siempre lo relacionamos con repercusiones negativas, pero en realidad esta reacción de nuestro cuerpo no está diseñada para algo negativo.

El estrés es una respuesta fisiológica que ocurre naturalmente en nuestro organismo con la intención de facilitarnos la adaptación a cualquier tipo de amenaza. El problema es que debe darse en un breve plazo de tiempo, ya que una vez desaparece dicha amenaza, todo debería volver a la calma. En la evolución de la humanidad, hemos quedado expuestos a varias situaciones de peligro ante las que hemos tenido que aprender a reaccionar: luchar por alimentos, huir de depredadores, guerras por defender territorios... Sin una respuesta adecuada, la selección natural no nos habría permitido sobrevivir.

Pero en la vida moderna hemos dejado de encontrarnos en situaciones de alarma puntuales. Estamos continuamente expuestos a estímulos perjudiciales de todo tipo, tanto físicos como psíquicos, por lo que la respuesta del estrés no llega a desaparecer del todo, quedando el organismo en una situación constante de alerta, en mayor o menor grado. Y lo peor de todo es que nos hemos acostumbrado tanto que muchas veces ni siquiera nos damos cuenta. Veremos algunas de estas situaciones a lo largo del libro. ¡Estoy segura de que te identificarás con muchas de ellas! Es por ello por lo que el estrés se ha convertido en un enemigo silencioso, responsable de desencadenar y agravar muchas enfermedades.

En el organismo se producen una serie de cambios químicos y físicos que permiten desarrollar la respuesta a un estímulo dañino, en el cual están involucrados el cortisol, la adrenalina y la noradrenalina Son las denominadas «hormonas del estrés» porque juegan un papel clave al preparar al cuerpo para que pueda hacer frente a esa situación de amenaza —lo que sería una respuesta de «lucha o huida»—. Gracias a ellas, la especie humana ha sobrevivido al paso del tiempo.

El principal eje regulador de la respuesta al estrés se encuentra en el cerebro. Es el llamado **hipotálamo-hipófisis-adrenal (HHA)**. Son dos áreas del cerebro que constituyen un eje, formando la primera fase que necesita nuestro sistema endocrino para la producción de hormonas. Además, regulan la temperatura corporal, el hambre y la sed, y participan en el control de las emociones.

Ante una situación percibida como estresante, el hipotálamo envía señales a la hipófisis, que a su vez estimula las glándulas suprarrenales para liberar cortisol. Esta hormona ayuda a movilizar energía y a preparar al organismo para enfrentar la amenaza, pero su activación crónica puede tener efectos adversos en el sistema inmune, el metabolismo y la salud mental.

Aunque el cortisol es conocido como «la hormona del estrés», su papel va mucho más allá, ya que regula —o desregula, si se encuentra en exceso— múltiples procesos esenciales para el equilibrio interno. Tiene varios efectos:

- Metabólicos: Como necesitamos energía, promueve la producción de glucosa en el hígado y la liberación de reservas energéticas, asegurando así que la glucosa esté disponible en la sangre. Facilita la movilización de ácidos grasos a partir de las grasas, y en última instancia favorece la descomposición de proteínas musculares para proporcionar aminoácidos que puedan ser también utilizados para formar glucosa.

- Inmunológicos: Suprime los mecanismos de inflamación y la respuesta inmune, ayudando a prevenir así el daño por una activación inmunitaria excesiva.
- Cardiovasculares: Aumenta la sensibilidad vascular a la adrenalina y noradrenalina —de las que hablaremos a continuación—, aumentando así la presión arterial.
- Cognitivos: Necesitamos estar alerta, así que activa áreas del sistema nervioso relacionadas con la atención.
- Reguladores: Su ritmo circadiano influye en el sueño y la vigilia, modula los niveles de hormonas reproductivas, participa en la remodelación ósea, la cicatrización de tejidos y la integridad de la piel.

En cuanto a la **adrenalina** y la **noradrenalina**, se producen también en la glándula suprarrenal en respuesta a la activación del sistema nervioso simpático. Para que puedas entenderlo mejor, te diré que tenemos dos sistemas nerviosos encargados de este tipo de situaciones, ambos fuera del cerebro. Son el sistema nervioso simpático y el parasimpático, que en conjunto se denominan «sistema nervioso autónomo». Este sistema actúa de manera complementaria regulando funciones involuntarias como la respiración, la digestión y la frecuencia cardiaca. Se divide en dos ramas principales:

- **Sistema nervioso simpático** (SNS): Se activa en situaciones de estrés y peligro, aumentando la frecuencia cardiaca, la presión arterial y la liberación de glucosa en sangre.
- **Sistema nervioso parasimpático** (SNP): Fomenta la recuperación y el descanso, reduciendo la actividad del SNS y promoviendo la regeneración celular.

El equilibrio entre ambos sistemas es esencial para la homeostasis o el equilibrio interno.

Pues bien, cuando necesitamos estar alerta porque detectamos un peligro inminente, se activa el sistema nervioso simpático para la producción de adrenalina y noradrenalina. El objetivo es poner en marcha las respuestas psíquicas y físicas que nos permitirán responder con eficacia ante el peligro detectado. Puede tratarse de una situación puramente mental (como presentarnos a un examen importante) o algo más evidente como tener que huir de un atraco. Pero sea cual sea la situación, la respuesta al estrés no es nada «simpática», que digamos. Estas hormonas se encargan de:

- Aumentar la frecuencia cardiaca, mejorando el flujo sanguíneo a músculos y órganos vitales.
- Contraer los vasos sanguíneos en órganos que no necesitamos en ese momento, como son el tracto digestivo y el sistema reproductor. Es lógico, ¡a tu cuerpo le da igual que comas o tengas descendencia si lo que debes hacer en ese momento es defenderte de un ataque vital!
- Favorecer el flujo a los músculos, el corazón y el cerebro, que son los órganos vitales que sí que se necesitan mantener con un nivel de actividad mayor.
- Dilatar los bronquios para obtener mayor aporte de oxígeno.
- Estimular la liberación de glucosa desde el hígado y la degradación de grasas en los adipocitos para obtener energía.

Así pues, estas hormonas actúan de forma inmediata aumentando la energía disponible, el flujo sanguíneo y la capacidad respiratoria; en ello se diferencian del cortisol, que tiene una función más sostenida, modulando la energía, el metabolismo, la inflamación y la adaptación al estrés a largo plazo. La cuestión es que unas y otras trabajan en conjunto y con otros sistemas para maximizar la capacidad del organismo para enfrentarse a amenazas, pero se debe restaurar el equilibrio una vez que el estrés haya cesado.

Pero ¡espera! Debo decirte que existe otro eje bastante «chungo» de controlar y que se relaciona directamente con las respuestas de estrés. Es el eje intestino-cerebro. Y dirás: «Pero ¿cómo se puede conectar el intestino con el cerebro, con lo lejos que están, si ni siquiera tienen por qué estar relacionados?». Pues déjame que te cuente. El intestino y el cerebro están conectados a través de una «autopista» bidireccional que se llama «nervio vago». Pertenece al sistema nervioso parasimpático y es el nervio craneal más largo del cuerpo.

- Del cerebro al intestino: Regula la motilidad intestinal, la secreción de enzimas digestivas y la inflamación.
- Del intestino al cerebro: Envía información sobre el estado de la microbiota y el equilibrio de las funciones digestivas, modulando también así la respuesta al estrés y la regulación emocional.

Además, participan en este proceso múltiples señales bioquímicas enviadas desde y hacia la microbiota intestinal.

Uno de los grandes descubrimientos en este campo fue detectar que el vínculo cerebro-intestino no solo regula las funciones digestivas, sino que también juega un papel clave en la respuesta al estrés, el estado de ánimo y el comportamiento emocional. Tanto es así que la microbiota intestinal ha pasado a llamarse «el segundo cerebro», ya que los metabolitos producidos por las bacterias intestinales pueden modular la función del sistema nervioso central. Algunas bacterias intestinales sintetizan neurotransmisores importantes, como serotonina, dopamina y GABA, esenciales para la regulación del estado de ánimo y la ansiedad. Sin ellos aparecen respuestas desadaptadas a nivel mental y emocional. Además, participan en la regulación de la inflamación. Una microbiota equilibrada es capaz de contrarrestar la inflamación sistémica, reduciendo en consecuencia también la neuroinflamación —asociada a trastornos como la depresión y el alzhéimer.

El estrés crónico afecta directamente a la composición de la microbiota intestinal cuando aumentan los niveles de cortisol. Esto produce una pérdida de diversidad de bacterias beneficiosas como *Lactobacillus* y *Bifidobacterium*, favoreciendo un ambiente inflamatorio.

Además, el estrés puede aumentar la permeabilidad intestinal, una situación en la que el intestino se vuelve «poroso», por así decirlo, lo que permite la entrada de toxinas al torrente sanguíneo y activa el sistema inmunológico. Esto perpetúa los mecanismos de inflamación aún más, empeorando la situación.

Y te preguntarás: ¿Y qué es realmente lo que detecta el organismo como «estrés»? Pues se puede definir como «agente estresante o estresor» todo aquel estímulo con capacidad de alterar el equilibrio interno y, por tanto, desencadenar una respuesta.

- Estresores físicos: Calor, frío, radiaciones intensas, ruidos, vibraciones, traumatismos...
- Estresores químicos: Productos y elementos químicos naturales o sintéticos.
- Estresores psicológicos: Procesos emocionales que resultan en cambios de conducta y se expresan como ansiedad, miedo o frustración.
- Estresores sociales: Alteraciones entre nuestras relaciones sociales que nos repercuten en el día a día.
- Estresores metabólicos: Aquí podemos incluir la actividad física, el ayuno, la hipoglucemia, hemorragias...
- Estresores médicos: Cualquier enfermedad supone una situación de alerta y defensa del organismo, lo que genera estrés.

Imagínate ahora que todo esto se mantiene de forma constante en el tiempo. ¿Crees que un cuerpo humano podría vivir con esas funciones al límite, el corazón a mil y un desorden metabólico continuo? Por eso, cuando el estrés se convierte en nuestro estado basal, como ocurre en la vida moderna, aparecen problemas como:

- **Enfermedades cardiovasculares:** La activación persistente del sistema nervioso simpático incrementa la presión arterial, provocando daños en los vasos sanguíneos y el corazón a largo plazo. Además, la inflamación crónica promueve la formación de placas de colesterol, favoreciendo la arterioesclerosis con el consecuente riesgo de accidentes cerebrovasculares e infartos. Incluso el aumento constante de la frecuencia cardiaca puede favorecer a largo plazo el desarrollo de arritmias.
- **Alteraciones metabólicas:** El cortisol permanentemente elevado favorece que siempre haya glucosa en sangre, de modo que se puede generar una resistencia a la insulina y diabetes. Además, se facilita la acumulación de grasa visceral, con los consecuentes riesgos añadidos, que incluyen la hiperproducción de estrógenos en mujeres, el aumento del riesgo cardiovascular, etc.
- **Alteraciones neurológicas:** El cerebro también termina siendo víctima de esta situación, ya que se produce un mecanismo de neuroinflamación capaz de dañar estructuras importantes; contribuye así al riesgo de deterioro cognitivo y demencias como el párkinson o el alzhéimer. Por no hablar de la importancia que tiene en el estado de ánimo, debido a la ansiedad y depresión que genera una situación constante de insatisfacción.
- **Infertilidad:** La anulación mantenida de la función reproductora altera el ritmo menstrual y la ovulación en mujeres, y reduce la calidad del esperma y la producción de testosterona en hombres. Todo ello disminuye las probabilidades de embarazo y genera más estrés por la preocupación que supone esta situación en una pareja.
- **Compromiso inmunológico:** El impacto en la función inmunitaria aumenta el riesgo de infecciones al descender la producción de células encargadas de luchar contra los microorganismos. Pero la cantidad de sustancias inflamatorias también puede aumentar tanto como para generar un de-

sequilibrio en que el propio cuerpo deja de diferenciar lo propio de lo extraño y comienza a atacar a sus propios tejidos. Esto supone el desarrollo de enfermedades autoinmunes como lupus, artritis reumatoide, esclerosis múltiple, etc.

- **Cáncer:** La depresión inmunológica disminuye la capacidad de nuestro sistema inmune de detectar células cancerígenas y eliminarlas; sumado a un ambiente de inflamación, se da el escenario perfecto para que una célula tumoral prolifere y se reproduzca. Y en cuanto a los tumores hormono-dependientes, el estrés produce también alteraciones hormonales que pueden resultar muy perjudiciales.

- Además, quienes padecen de estrés crónico suelen llevar a cabo hábitos poco saludables que también suponen factores de riesgo de cáncer, como el consumo de tabaco y alcohol, la alimentación procesada, la falta de sueño, etc.

- También se alteran el resto de las funciones reguladoras del cortisol a largo plazo. Esto influye en la salud ósea y favorece la **osteoporosis** y el riesgo de fracturas. Y aparecen alteraciones de la **piel** y dificultad para la cicatrización de las heridas. Estas alteraciones suelen ser reversibles o parcialmente recuperables en el momento en que se dejan de activar los mecanismos centrales de liberación de cortisol.

Como ves, de una respuesta necesaria en nuestra supervivencia —y sin la que no habríamos podido evolucionar como especie— hemos pasado a tener una herramienta autodestructiva de la que nos cuesta deshacernos.

3.2. La conexión mente-cuerpo

La relación entre nuestra salud mental y física es bidireccional. Existen unos mecanismos denominados «psicobiológicos» que nos conectan todo el cuerpo con el cerebro, y los desajustes que ocurran en este sistema pueden tener un impacto en cualquier dirección.

Por ejemplo, los niveles elevados de cortisol están relacionados con trastornos como el insomnio o los cambios en el estado de ánimo, y estos a su vez pueden exacerbar patologías como el dolor crónico, o enfermedades digestivas, cardiovasculares y metabólicas.

Un claro ejemplo es la somatización, que es la curiosa y a la vez frustrante manifestación de un problema psíquico en forma de dolencia física, sin que se haya dañado primariamente el órgano que genera los síntomas. Y digo «frustrante» porque cuando se realizan pruebas dirigidas a diagnosticar la causa del problema, no se suele encontrar nada orgánico que solucionar, lo que desemboca en un círculo vicioso de ansiedad-síntoma. Las personas que sufren estas dolencias consultan con frecuencia a diferentes profesionales, desesperados por encontrar una solución a sus problemas, y sin reparar en el verdadero origen de estos hasta que a alguien se le «enciende la bombilla» y empieza a indagar en el estrés. La somatización puede presentarse de diversas formas e incluye:

- **Trastornos digestivos:** El estrés está estrechamente relacionado con trastornos como el síndrome de intestino irritable (SII), la dispepsia (sensación de hacer mala digestión) y la gastritis. Estos trastornos pueden deberse a un aumento en la motilidad intestinal, a alteraciones en el microbioma y a una mayor percepción del dolor visceral. Las pruebas como la gastroscopia, la colonoscopia y las analíticas suelen dar resultados positivos y de normalidad, y es cuando podemos relacionar estos problemas digestivos con el estrés.
- **Problemas neurológicos:** Dolores de cabeza tensionales, migrañas y mareos también pueden estar relacionados con el estrés prolongado. Estos síntomas son el resultado de la activación sostenida del sistema nervioso simpático y de alteraciones en la regulación del flujo sanguíneo cerebral. Sin embargo, algunos trastornos denominados «conversivos» son alteraciones neurológicas que no corresponden a

ninguna patología cerebral y los desencadenan las situaciones de estrés. No es raro que una persona acuda a urgencias por una convulsión, no poder mover un brazo o dejar de ver por un ojo y que sea un trastorno conversivo —conclusión a la que solamente se llegará una vez se hayan realizado todas las pruebas pertinentes, obviamente—.

- **Fatiga crónica y dolor generalizado:** Muchas personas experimentan síntomas como dolores musculares y fatiga intensa sin que haya alteraciones a nivel neuromuscular, anemia u otras complicaciones que lo justifiquen. A menudo se engloban en síndromes como la fibromialgia, que tienen una conexión estrecha con el estrés emocional y físico prolongados.

- **Alteraciones cardiovasculares:** Pueden aparecer palpitaciones, sensación de opresión en el pecho, problemas respiratorios... A diferencia de problemas más graves, se presentan de manera intermitente y con baja intensidad, pero acostumbran a ser motivo de estudio, con realización de radiografías, electrocardiogramas, ecografías...

La somatización es el resultado de un complejo proceso cuya base es la alteración de los sistemas que hemos comentado anteriormente.

El estrés crónico produce una hiperactivación del eje HHA, lo que genera una producción constante de cortisol y adrenalina. Esto impide la regulación de la inflamación, aumentando la percepción del dolor y provocando un desequilibrio de neurotransmisores. En consecuencia, aparecen síntomas físicos sin causa orgánica aparente, y es cuando te tratan de loco o loca, sin estarlo en absoluto. Todo esto es real y tiene un fundamento fisiopatológico, como puedes comprobar.

El sistema simpático también se mantiene hiperactivo, lo que provoca la constante necesidad de respuesta de lucha o huida, con una consecuente tensión muscular, alteraciones digestivas y problemas cardiovasculares.

Y, por último, otro dato igual de importante: el estrés produce un aumento de citoquinas proinflamatorias como la interleucina-6 (IL-6) y el factor de necrosis tumoral alfa (TNF-α). Esta inflamación afecta el sistema nervioso central, nuevamente alterando la percepción del dolor y favoreciendo la aparición de síntomas somáticos.

Por ejemplo, se ha observado que pacientes con fibromialgia presentan niveles elevados de marcadores inflamatorios, lo que refuerza la hipótesis de que la inflamación crónica juega un papel clave en la somatización.

En conclusión, la somatización es una manifestación clara de la interconexión entre la mente y el cuerpo. No se trata de síntomas imaginarios, sino de una respuesta real del organismo ante situaciones de estrés crónico y de desequilibrios inflamatorios. Comprender este fenómeno nos permite abordar la salud de manera integral cuando no encontramos una causa directa para determinados síntomas físicos. Es decir que siempre debemos mirar un poco más allá del síntoma.

Pero ¿y qué pasa con las emociones? Porque si algo puede relacionarse con el estrés, son las emociones desagradables y la ansiedad, ¿a que sí? Para adaptarnos emocionalmente al entorno generamos hormonas y neurotransmisores con funciones concretas. El exceso de cortisol puede dañar estructuras cerebrales como el hipocampo y la corteza prefrontal, afectando a la regulación emocional y a la capacidad de respuesta ante estímulos estresantes.

Te resumo aquí los principales neurotransmisores que se pueden ver afectados y las consecuencias que ello conlleva:

- **Dopamina:** Relacionada con la motivación, el placer y el aprendizaje. Está implicada en el sistema de recompensa del cerebro, refuerza las conductas placenteras.

  El estrés crónico puede provocar una desregulación dopaminérgica, que afecta a la capacidad de experimentar placer y genera lo que se conoce como «anhedonia».

Ejemplo: la baja producción de dopamina puede generar falta de interés en actividades placenteras y dificultad para experimentar satisfacción.

- **Serotonina:** Conocida como la «hormona de la felicidad», está relacionada con la estabilidad emocional, la regulación del humor y la reducción de la ansiedad.

    El exceso de cortisol puede disminuir la producción de serotonina y su disponibilidad en el cerebro, lo que se asocia con depresión, ansiedad y trastornos del sueño. En cambio, el ejercicio, la exposición a la luz solar y una dieta rica en triptófano pueden mejorar sus niveles.

    Ejemplo: Un bajo nivel de serotonina puede hacer que reacciones de forma más intensa al estrés, con dificultades para conciliar el sueño e irritabilidad.

- **Endorfinas:** Son neuropéptidos que actúan como analgésicos naturales, reducen la sensación de dolor y aumentan la sensación de placer. Se liberan durante el ejercicio, la risa, el contacto físico y las experiencias placenteras. Ayudan a modular la respuesta al estrés y mejoran la resiliencia emocional.

    El estrés crónico y la depresión pueden disminuir su producción, de modo que aumenta la percepción del dolor emocional y físico.

    Ejemplo: Después de una sesión de ejercicio intenso, las endorfinas generan una sensación de bienestar y relajación, ayudando a reducir el impacto del estrés. Pero en una situación de estrés crónico, la inflamación provocada por el ejercicio intenso se percibirá como dolor desproporcionado y desmotivante.

- **GABA** (ácido gamma-amino-butírico): Es el freno natural del cerebro. Es el principal neurotransmisor inhibidor del sistema nervioso; promueve la relajación y reduce la excitabilidad neuronal. Se potencia con la meditación, respiración profunda y ciertos alimentos como el té verde (L-teanina).

El cortisol elevado disminuye la producción y la buena función de GABA. Esto favorece ansiedad, insomnio, hiperactividad mental y dificultades para la relajación.

Ejemplo: Si tienes niveles adecuados de GABA, puedes manejar mejor situaciones estresantes. En cambio, si sus niveles están bajos pueden contribuir a estados de ansiedad persistente. Las benzodiacepinas —que se utilizan para tratar la ansiedad— actúan potenciando la actividad del GABA, e inducen la calma y la relajación.

- **Oxitocina:** Conocida como la «hormona del amor y el apego», facilita la conexión social y la confianza. Favorece la empatía, el afecto y la sensación de seguridad emocional.

El estrés, nuevamente, bloquea la producción de oxitocina mediante el aumento del cortisol. Esto contribuye a una menor capacidad de relajación y de conexión social, aumentando así la sensación de aislamiento.

Ejemplo: Si tienes altos niveles de estrés, puede que experimentes menos placer en las interacciones con los amigos, la pareja y los familiares, de modo que te sentirás desconectado emocionalmente.

CASO CLÍNICO

María, cuarenta y dos años, trabajadora administrativa. Siempre había sido una persona enérgica y comprometida con su trabajo. Sin embargo, tras un periodo de alta exigencia laboral y problemas personales, comenzó a experimentar insomnio, irritabilidad y ataques de ansiedad. Con el tiempo, empezó a notar síntomas físicos como dolores musculares persistentes, fatiga extrema y problemas digestivos recurrentes.

A pesar de múltiples consultas médicas y pruebas, no se hallaron causas orgánicas para sus síntomas. Finalmente, tras acudir a un especialista en medicina integrativa, se determinó que María sufría estrés crónico con somatización y disbiosis intestinal. Se le detectaron elevados niveles de cortisol, una disminución de serotonina y una inflamación de bajo grado.

Aprendizaje del caso

- La sobrecarga emocional de María impactó en sus neurotransmisores, ocasionándole cambios en el estado de ánimo.
- Su estrés prolongado le alteró la microbiota intestinal, contribuyendo a la inflamación y a los síntomas digestivos.
- El estrés crónico perpetuó un círculo vicioso en el que las emociones reprimidas se expresaban a través de síntomas físicos.

Con todo esto quiero que entiendas que el estrés ya no se encuentra entre nosotros para cumplir con su objetivo originario. O bueno, lo sigue siendo, pero ahora nos ofrece otra cara muy poco positiva que desconocíamos. Ha pasado de ser una herramienta útil y exclusiva para la evolución humana a constituirse como un peligro silencioso en sí mismo. Tanto a nivel físico como emocional.

Dado el profundo impacto del estrés en nuestra salud, es fundamental adoptar estrategias para su manejo. No podemos eliminarlo por completo, pero sí modular nuestra respuesta ante él.

RESUMEN PRÁCTICO

El estrés no es el villano por defecto; es una respuesta biológica útil y breve que nos ayuda a adaptarnos y sobrevivir. El problema llega cuando, en la vida moderna, esa alarma no se apaga. El eje HHA y el sistema nervioso simpático liberan cortisol, adrenalina y noradrenalina para darnos energía, foco y reacción, pero si se activan de forma crónica, desajustan el metabolismo, inflaman, deprimen el sistema inmune, alteran hormonas y sueño, e impactan en el corazón, la fertilidad y el cerebro. Además, el intestino y el cerebro dialogan a través del nervio vago y la microbiota: el estrés continuo empobrece ese ecosistema, aumenta la permeabilidad intestinal y alimenta la neuroinflamación, de modo que aparecen síntomas «sin causa aparente» (somatización: problemas digestivos, dolor, cefaleas, fatiga). También se desregulan neurotransmisores clave: baja serotonina (ánimo y sueño), dopamina (motivación), GABA (calma) y oxitocina (vínculo), creando un círculo vicioso de ansiedad-insomnio-cansancio-desmotivación. En resumen: el estrés agudo es protector; el crónico es un ruido de fondo que enferma. No se trata de eliminarlo, sino de modular la respuesta.

4
SOÑAR DESPIERTO NO ES POSIBLE

4.1. ¿Por qué dormimos realmente?

Para empezar, te hago una pregunta similar a la del capítulo de la alimentación: ¿Duermes por necesidad o por placer? Está claro que todos llegamos al final del día cansados y con ganas de dormir, y meterse en la cama es un gusto. Pero ¿alguna vez te has preguntado qué ocurre exactamente en tu cuerpo y mente mientras duermes?

Porque en realidad es una necesidad biológica tan importante como el agua y los alimentos. Sí, sí, ¡a ese nivel! De hecho, la falta de sueño se relaciona cada vez más con el desarrollo de muchas enfermedades. Y, de nuevo, el culpable de siempre vuelve a estar aquí, cómo no: la vida moderna. La humanidad sufre en la actualidad una importante carencia de sueño, con todo lo que eso conlleva, y su relevancia parece estar subestimada.

Pero para tomar conciencia de cualquier cambio, lo primero es entender qué sucede en nuestro interior cuando dormimos. Así que vamos a profundizar un poco en los mecanismos fisiológicos del sueño, ¡verás qué interesante!

El sueño está controlado por dos sistemas principales:

- **El ritmo circadiano:** También conocido como «el ritmo del sueño y del despertar» (o sueño-vigilia). Es un reloj biológico, literalmente, ya que se encarga de indicar al cuerpo la posibilidad de estar alerta y en actividad durante el día, y de relajarse y recuperarse por la noche. Este reloj está controlado por el **núcleo supraquiasmático**,* que promueve la síntesis de cortisol (la ya conocida por todos «hormona del estrés») y melatonina (desde ahora, la «hormona de la reparación») según nos encontremos con luz u oscuridad, respectivamente.

Pero lo interesante es que el reloj biológico actúa como un marcapasos central que regula otros relojes biológicos del organismo. De hecho, la falta de sueño y la desregulación del sueño-vigila se relacionan con la descoordinación del resto de los relojes y el mal funcionamiento de muchos sistemas. Córtex cerebral, hígado, riñón, corazón, piel y retina actúan de forma autónoma, pero para mantener su ritmo necesitan estar en sintonía con el del núcleo supraquiasmático.

Y aunque el sincronizador principal de estos ritmos es el ciclo de luz y oscuridad, otros horarios como el de la alimentación, los contactos sociales o el ejercicio también actúan como sincronizadores secundarios. Los estudios que se están llevando a cabo —y van en aumento— concluyen que algunas enfermedades pueden explicarse, en parte, por alteraciones circadianas mantenidas en el tiempo, como serían los hábitos de comida o los turnos de trabajo. ¡No deja de ser un estrés biológico! Porque estamos interfiriendo en la funcionalidad normal de nuestra máquina.

• **La presión homeostática del sueño:** Es la necesidad de dormir que tenemos cuando llega la hora de acostarse. Es un proceso influenciado por la acumulación de adenosina, un subproducto metabólico que aumenta durante la vigilia debido a la actividad celular mantenida, que se une a sus

---

* Núcleo supraquiasmático: región del hipotálamo del cerebro que responde a las señales de luz y oscuridad percibidas por nuestros ojos.

receptores (A1 y A2), y promueve la sensación de fatiga y somnolencia al inhibir la actividad neuronal. Esta situación se reinicia durante el sueño a medida que el cerebro elimina la adenosina a través del flujo sanguíneo y del sistema linfático.

Este compuesto es literalmente lo que nos genera la necesidad de dormir. Su efecto aumenta conforme pasan las horas y sigues despierto, por eso estás tan cansado cuando llevas despierto más horas de lo habitual, pues la «presión de sueño» es mayor.

¿Quieres saber lo que ocurre cuando te tomas un café? La cafeína es estructuralmente similar a la adenosina, por lo que puede unirse a sus receptores sin activarlos (lo que se conoce como «antagonismo competitivo»). Puede interferir con la propia adenosina al unirse antes que ella a sus receptores y bloquearlos, retrasando así la sensación de somnolencia. Pero, además, al bloquear la adenosina, la actividad de neurotransmisores como la dopamina y la noradrenalina aumenta, lo que contribuye a la sensación de energía.

Lo malo es que, con el tiempo, el cerebro puede compensar este bloqueo aumentando el número de receptores de adenosina, es decir, que se puede crear tolerancia a la cafeína y favorecer su dependencia.

La combinación de ambos sistemas —ritmo circadiano y presión homeostática del sueño— es lo que garantiza un ciclo de sueño equilibrado.

Sin embargo, no hay duda de que la estrella en la película del sueño es la **melatonina**. Es una hormona derivada del aminoácido triptófano. El triptófano se transforma primero en serotonina (la «hormona del placer») y posteriormente en melatonina. Se sintetiza en diferentes órganos, principalmente en la glándula pineal del cerebro, pero también en la piel y el intestino.

En individuos sanos, la síntesis de melatonina empieza al oscurecer; por tanto, la hora de inicio depende de la estación del año en la que nos encontremos, pero en general sucede entre las 20.00 y las 22.00 horas. Alcanza su punto máximo entre las 2.00 y las 4.00, facilitando el sueño. Después, sus niveles descienden progresivamente, hasta que aparece la luz del día y nos despertamos.

La luz es el principal factor que regula su secreción, debido al efecto sincronizador que comentábamos; lo curioso es que el espectro de luz es especialmente importante en el proceso. Nuestra retina tiene unos fotorreceptores sensibles a la luz azul, que es la luz de las pantallas y bombillas habituales. Por tanto, la exposición a la luz artificial desde el momento en que oscurece tiende a alterar la formación de melatonina y, en consecuencia, el sueño.

Y ahora estarás pensando: «¡Pues yo me voy a la cama todos los días después de ver una serie en el televisor o estar un rato con el teléfono móvil antes de apagar la luz!». Pues sigue leyendo entonces, pero ya te adelanto que, como casi toda la población mundial hoy en día, estás alterando tus ritmos circadianos y desequilibrándote el organismo. Y se debe a la falta de producción de melatonina, en gran parte, así que perdemos su efecto reparador. Resulta que esta hormona ha demostrado ser un agente protector celular, debido a su potente efecto antioxidante, antiinflamatorio, anticancerígeno e inmunomodulador.

Vale, y sabiendo todo esto, ¿te imaginas ya por qué dormimos?

- **Protección celular:** La melatonina es un antioxidante particularmente eficiente porque neutraliza los radicales libres generados como subproductos del metabolismo celular. Estos radicales pueden dañar las membranas celulares, las mitocondrias, las proteínas y el ADN si no se controlan. Además, activa los mecanismos de eliminación de células dañadas a través de un mecanismo denominado «muerte celular programada» o **apoptosis**, que es una vía de destrucción celular programada por el propio organismo con el fin de controlar su desarrollo y crecimiento, y evita así la aparición de enfermedades como el cáncer, originado como consecuencia de una replicación indiscriminada de células dañadas. Así se evita que las células anómalas permanezcan en nuestro cuerpo. Por eso se dice que es una hormona «anticancerígena».

- **Reparación celular:** Durante el sueño profundo, la melatonina regula la expresión de genes involucrados en la reparación del ADN que puede haber sido dañado por agentes externos, como la radiación ultravioleta o las toxinas ambientales.
- **Reparación tisular:** Promueve la síntesis de colágeno y otras proteínas estructurales necesarias para la recuperación de tejidos como la piel, el corazón y el hígado.
- **Regulación inmunológica:** Aumenta la actividad de macrófagos, neutrófilos, linfocitos T y células *natural killer* (asesinas naturales), de modo que favorece la eliminación de células infectadas y tumorales. En enfermedades autoinmunes, puede tener un efecto regulador, modulando el exceso de respuesta inmune.
- **Regulación de sistemas antioxidantes y antiinflamatorios:** La melatonina tiene la capacidad de neutralizar radicales libres, por lo que reduce el daño oxidativo. Actúa como un captador de especies reactivas de oxígeno (ROS) y nitrógeno. Además, su estructura le permite atravesar membranas celulares y llegar a compartimentos intracelulares donde otros antioxidantes no pueden actuar. En cuanto a su actividad antiinflamatoria, regula la respuesta reduciendo la producción de citoquinas proinflamatorias (IL-1, IL-6, TNF-α) y aumentando las antiinflamatorias (IL-10, TGF-β), de manera que equilibra la respuesta de la inflamación. También bloquea mediadores de inflamación crónica, como el factor de transcripción NF-κB y el inflamasoma NLRP3.
- **Sincronización de ritmos biológicos:** La melatonina influye también en la regulación de la temperatura corporal, la presión arterial y la liberación de otras hormonas.

Pero, en general, y más allá de los efectos de la melatonina, durante el sueño ocurren más sucesos importantes, como los siguientes:

- **Regulación emocional:** El sueño REM es muy importante para procesar emociones y reducir el impacto del estrés. Esto impacta en muchos sistemas, incluyendo los vasos sanguíneos y el corazón.
- **Consolidación de la memoria:** Los recuerdos recientes se reorganizan y se integran en el conocimiento ya existente durante la noche.
- **Regulación metabólica:** La falta de sueño altera las sensaciones de hambre y saciedad, porque produce una reducción de leptina —que disminuye la sensación de saciedad— y un aumento de grelina —que provoca un apetito exacerbando—. Además, la alteración de los ritmos circadianos también aumenta la resistencia a la insulina debido a los niveles elevados de cortisol.

Estas situaciones ocurren en diferentes etapas a lo largo de la noche. Y es que nuestro sueño tiene dos fases principales: la fase noREM y la fase REM. REM significa en inglés Rapid Eye Movement («movimientos oculares rápidos») y, como te imaginas, el nombre de estas fases alude a los movimientos que hacen nuestros ojos durante la fase REM.

La fase noREM ocupa aproximadamente el 75 % del total del sueño, y no se producen movimientos oculares rápidos. Hay tres estados: N1 (adormecimiento), N2 (sueño ligero) y N3 (sueño profundo). Durante la fase noREM ocurren procesos como:

- La reparación celular y la regeneración tisular. Se libera la hormona del crecimiento (GH), clave para la regeneración muscular, la síntesis de proteínas y la reparación de tejidos.
- Aumenta la producción de citoquinas reguladoras de la respuesta inmune, disminuyen los niveles de cortisol, regulando así el equilibrio glucémico.

- Se fijan recuerdos asociados al aprendizaje, como datos, conceptos y experiencias.

La fase REM ocupa el 20-25 % del sueño y es cuando ocurren los sueños más vívidos. Es crucial para el cerebro y la salud emocional. En esta fase, el consumo de glucosa es alto, similar al estado de vigilia, debido al proceso de reorganización neuronal.

- Se organizan y almacenan recuerdos asociados a habilidades y experiencias emocionales.
- El cerebro realiza conexiones entre ideas y experiencias, facilitando el pensamiento creativo.
- El sistema límbico, involucrado en emociones como el miedo y el placer, se activa y ayuda a procesar experiencias traumáticas y a regular el estado de ánimo.
- Se mantiene la regulación de neurotransmisores como la serotonina, la dopamina y la acetilcolina; todas ellas son clave para el estado de ánimo y el rendimiento cognitivo.

Interesante, ¿no te parece? Espero que ahora te haya quedado un poco más claro que dormimos para algo.

4.2. Mala calidad de sueño, mala calidad de vida

Estarás de acuerdo conmigo en que la vida moderna es caos. Nuestro día a día viene marcado por horarios irregulares, una exposición excesiva a la luz artificial y un ritmo de vida cada vez más acelerado. Factores como el uso de dispositivos electrónicos antes de dormir, las demandas laborales y el estrés crónico han reducido las horas de sueño promedio de la población, y lo peor de todo es que nos estamos intentando adaptar a ello en lugar de cambiarlo. Además, la cultura de la productividad perpetúa la idea de que dormir es una pérdida de tiempo, lo que lleva a muchas personas a priorizar otras actividades.

Pues bien, has de saber que el ser humano ha evolucionado bajo la influencia de los ciclos naturales de luz y oscuridad, desarrollando con ello ese complejo sistema circadiano que regula procesos fisiológicos clave.

Desde nuestros ancestros, la vida se organizaba en torno al sol: actividad durante el día y descanso durante la noche. La sincronización con la luz solar permitió el desarrollo de un reloj biológico interno —como ya mencionamos, ubicado en el núcleo supraquiasmático del hipotálamo—. Y las actividades diurnas incluían la caza, el movimiento, la ingesta, etc. Esto permitió desarrollar un metabolismo con mejor funcionamiento durante el día. De hecho, actualmente se sabe que el cuerpo administra mejor la glucosa y las grasas en las primeras horas del día, alineado con los ritmos circadianos.

Con la llegada de la electricidad y las pantallas, se rompió la relación natural con la luz solar, lo que provocó alteraciones en los ritmos circadianos. Los hábitos que tenemos en la actualidad desafían nuestra programación biológica y generan lo que se conoce como «cronodisrupción»: una alteración de los ritmos circadianos con profundas consecuencias para la salud.

No quiero asustarte, pero ¿sabías que la **cronodisrupción** ya se ha incluido como potencial carcinógeno en humanos?

Uno de los principales factores responsables de la disrupción es, como hemos dicho, la exposición a la luz azul en horarios inadecuados. La iluminación nocturna emitida por pantallas de dispositivos electrónicos (sí, sí, el móvil y el televisor) suprime la secreción de melatonina. El acceso constante a entretenimiento digital (como las redes sociales o plataformas como Netflix), la hiperconectividad y la presión por la productividad perpetua nos llevan a ignorar las señales de descanso de nuestro cuerpo.

En condiciones normales y biológicas, el aumento gradual de la luz —sobre todo, la luz solar— suprime la melatonina y activa el cortisol, porque el cerebro identifica que el cuerpo debe prepararse para la actividad. Al mediodía, que es cuando habría la máxima exposición a la luz solar, se promueve la síntesis de vitamina D y se mantienen los niveles de alerta. Al atardecer, la luz se vuelve más roja o anaranjada, con lo que los niveles de cortisol van decayendo y se prepara al cuerpo para la producción de melatonina nocturna. Así, cuando llega la oscuridad total, se recibe la señal definitiva para la síntesis de la melatonina, que implica todo lo que ya hemos explicado sobre el descanso y la reparación celular.

Digamos que, por norma general, la melatonina comienza a elevarse en torno a las 20.00 horas y el cortisol a las 06.00. Las variaciones en las longitudes de ondas de la luz a la que nos exponemos son detectadas por la retina y envían información al hipotálamo (núcleo supraquiasmático), en el cerebro, para que podamos saber en qué momento del día nos encontramos y se ajuste la secreción hormonal.

El problema es que la luz azul (con una longitud de onda de 400-495 nm), es emitida principalmente por el sol, pero también por los dispositivos electrónicos. Así pues, deviene un factor de confusión para el cerebro, al no poder distinguir si es de día o de noche.

Seguro que alguna vez que has estado el día entero en la oficina —o en algún sitio oscuro por la mañana— te has sentido «raro» a la hora de ejecutar tus actividades. O has sufrido el famoso jet lag cuando viajas, al tener que ajustarte al desfase horario de nuevo. Pues precisamente a esto me refiero.

En esta línea se encuentran, por ejemplo, los trabajadores por turnos y aquellos con horarios de noche. El colectivo es particularmente vulnerable a la cronodisrupción. De hecho, en los estudios ya se ha demostrado que estas personas tienen mayor riesgo de presentar enfermedades cardiovasculares, obesidad, diabetes tipo 2 y cáncer. Si tu trabajo implica turnos de noche, por supuesto no tienes por qué dejarlo todo e irte, pero debes saber que esta estrategia laboral puede perjudicarte.

La alimentación desincronizada es otro factor clave. Consumir alimentos fuera de los periodos de actividad metabólica fisiológica puede desregular los relojes periféricos de órganos como el hígado y el intestino, contribuyendo al desarrollo del síndrome metabólico y alteraciones en la microbiota intestinal.

Por ejemplo, cenar tarde es una costumbre en España, a diferencia de otros países europeos. El hecho de que mucha gente cene pasadas las diez de la noche es una realidad. Pero, además, ahora tenemos tiendas de alimentación abiertas las veinticuatro horas, por si de madrugada «te entra el gusanillo»; así que, si quieres, es posible no dejar de comer en todo el día. Lo ideal sería llevar a cabo ingestas que fueran de acuerdo con la luz solar y con nuestro ritmo circadiano normal. La mala calidad del sueño y la cena tardía están muy relacionadas, y la ciencia lo tiene bastante claro.

Cuando cenas tarde, sobre todo si la comida es copiosa, el sistema digestivo sigue trabajando cuando tu cuerpo debería estar respondiendo a señales de calma. Se eleva la temperatura corporal, dificultando así la entrada en fases profundas de descanso; disminuye la sensibilidad a la insulina, por lo que se altera el metabolismo de la glucosa y, por tanto, el de hormonas como la leptina y la grelina, de modo que también aumentan el hambre y el riesgo de sobrepeso.

Estas costumbres favorecen a largo plazo la tendencia a la diabetes, la acumulación de grasa y el consecuente desastre metabólico. Y, como ya sabes, se traduce en inflamación crónica de bajo grado.

En definitiva, para mantener el ritmo biológico sin alteraciones, deberíamos favorecer que no se produjeran picos de cortisol a partir de cierta hora de la tarde, lo cual resulta cada vez más difícil. ¿Por qué? Pues porque más allá de la luz azul y las ingestas tardías, nos exponemos diariamente a muchos otros factores que aumentan el cortisol:

- Cenas copiosas y pesadas. Conviene evitar platos muy grasientos, azucarados o abundantes. Lo más recomendable es cenar ligero y al menos dos o tres horas antes de acostarte. Se puede dar preferencia a opciones con proteínas fáciles de digerir (pescado, huevos), verduras cocinadas y algo de carbohidratos complejos si se necesita (arroz integral, patatas).

- Las preocupaciones, el exceso de trabajo mental o las discusiones antes de dormir. ¿Cuántas veces te has quedado a estudiar hasta las tantas?, ¿has discutido con tu pareja durante la cena y os vais a la cama enfadados?, ¿o has revisado las tareas para el día siguiente antes de acostarte?
- El entrenamiento de alta intensidad realizado por la tarde-noche. No sé si es tu caso, pero es frecuente tener un horario laboral que solo permite hacer deporte por la tarde.
- El consumo de sustancias estimulantes como el café, pero también el alcohol. Aunque inicialmente el alcohol induce somnolencia, posteriormente provoca un efecto rebote que aumenta el cortisol durante la segunda mitad del sueño. Es muy habitual salir a cenar el fin de semana, pedir vino o cerveza y después pedir un café con el postre, ¿a que sí?
- Déficit de magnesio. Este mineral regula el sistema nervioso, ayuda a reducir el cortisol y es frecuente que sus niveles no sean adecuados. Hoy en día, la alimentación es deficitaria en magnesio debido al bajo consumo de vegetales en la población general, pero también porque la agricultura intensiva ha agotado los minerales del suelo, reduciendo el contenido de magnesio en frutas, verduras y cereales. Es decir, que los productos actuales, incluso los frescos, contienen menos magnesio que hace décadas. Además, ojo, el estrés prolongado eleva el cortisol, lo que incrementa la eliminación de magnesio y se produce entonces un círculo vicioso.

Solamente fijándote en las funciones del sueño de las que hablábamos en el apartado anterior, puedes deducir las enfermedades que son susceptibles de aparecer como consecuencia de su alteración, que son en definitiva la mayoría de las enfermedades crónicas que estamos continuamente mencionando en este libro.

Como ves, el sueño es esencial para nuestra supervivencia y bienestar. Las consecuencias de la cronodisrupción van más allá del malestar inmediato. Entender sus mecanismos y su importancia es fundamental para contrarrestar los efectos de su carencia en la vida moderna. Priorizar el sueño y restaurar la sincronización con nuestros ritmos naturales no solo mejora nuestra calidad de vida, sino que protege la salud a largo plazo. Actualmente existen en el mercado diversos fármacos y suplementos que nos ayudan a mejorar el descanso, desde los propios sedantes y ansiolíticos o los suplementos basados en plantas con efecto relajante (valeriana, tila, lavanda, melisa...) hasta verdaderos moduladores del ritmo circadiano como la melatonina o la ashwagandha. Pero sin una buena higiene del sueño, a modo de hábito, solo estaremos poniendo parches al problema y haciéndonos dependientes de «tomar algo para dormir».

RESUMEN PRÁCTICO

Dormir es una necesidad biológica tan esencial como el agua o la comida. Durante la noche, el cuerpo activa mecanismos de reparación celular, regulación hormonal, consolidación de la memoria y control de la inflamación, con la melatonina como gran protagonista. Este proceso depende del ritmo circadiano (luz-oscuridad) y de la presión homeostática (acumulación de adenosina). La vida moderna, con pantallas, cenas tardías, estrés y horarios irregulares, altera estos ritmos generando cronodisrupción y aumentando el riesgo de enfermedades crónicas. Por eso, cuidar la higiene del sueño (reducir la luz azul, cenar temprano y ligero, bajar revoluciones mentales) es clave para mantener salud y longevidad.

5

ESTAMOS INTOXICADOS, Y NOS GUSTA

5.1. Tóxico es todo aquello que nos inflama

Seguramente al leer la palabra «tóxico» pienses automáticamente en «veneno». Pero en este capítulo no te voy a hablar de los venenos como tales, que te producen la muerte al instante, sino de todas aquellas sustancias que nos provocan día a día un daño en el cuerpo, desarrollando ese estado de inflamación crónica con el que ya tanto nos hemos familiarizado. Esto, en cierta manera, es una forma de «intoxicación», puesto que no permitimos que se mantenga un equilibrio y funcionamiento normal en nuestras células y nuestro organismo.

Uno de los factores principales que alimentan la inflamación crónica es la exposición continua a lo que denominamos «tóxicos ambientales». Estos incluyen los alimentos ultraprocesados, el tabaco, el alcohol, la radiación solar y la presencia de algunos productos químicos tanto en el aire como en los productos de uso cotidiano.

Está muy arraigada la idea de que los genes son los que deciden el destino de cada persona, incluyendo su predisposición a enfermar, cuando en realidad no es cierto. Existe una relación entre genes y factores externos, y tanto es así que la exposición a determinados agentes condiciona la expresión de nuestros genes. Es lo que se conoce como **epigenética**. Es el estudio de los mecanismos que regulan la expresión de los genes sin una modificación en la secuencia del material genético (ADN) que los compone.

Es decir que nosotros, como seres humanos, no podríamos desarrollarnos ni evolucionar si no estuviéramos condicionados por el ambiente. Lo que haces, aquello con lo que te relacionas y aquello a lo que te expones determinan tu estado de salud.

Los tóxicos ambientales pueden afectar a diferentes niveles. Algunos de los que más impacto nos llegan a producir son:

- **Daño celular directo:** El tabaco, el alcohol y las radiaciones son agentes que pueden inducir daño al material genético de las células a través de distintos mecanismos. Cada uno de estos factores actúa de una manera particular, pero el efecto común es la generación de alteraciones en el ADN que pueden llevar a mutaciones, inestabilidad genómica y, eventualmente, al desarrollo de cáncer. Sin embargo, también llevan a padecer otras enfermedades crónicas mediante otro tipo de mecanismos.

- **Estrés oxidativo:** Ocurre cuando existe un desequilibrio entre la producción de especies reactivas de oxígeno (radicales libres) y la capacidad del sistema antioxidante del cuerpo para neutralizarlas. Los radicales libres son moléculas que se generan como productos de desecho en las reacciones del metabolismo celular normal, pero pueden generarse en cantidades excesivas cuando nos exponemos a tóxicos ambientales, sobrepasando nuestra capacidad de amortiguación. De esta forma, es posible que se dañen las membranas celulares, el material genético (ADN) y las mitocondrias. Todo ello resulta en una alteración metabólica, un envejecimiento celular prematuro y la posibilidad de iniciar un proceso de transformación maligna de las células.

- **Daños en la microbiota intestinal:** ¿Sabías que en el cuerpo existe prácticamente el mismo número de bacterias que de células? No te asustes, pero es así. Somos mitad células y mitad bacterias, las cuales desempeñan una importante función en el mantenimiento del equilibrio de nuestro organismo.

En concreto, quiero destacar la microbiota intestinal. Es un ecosistema complejo que desempeña un papel fundamental en la salud humana, ya que regula funciones como la digestión, la inmunidad y las hormonas. Los tóxicos ambientales son capaces de alterar este delicado equilibrio, bien sea dañando la barrera de mucosa intestinal o bien modificando la diversidad microbiana —con lo cual se favorece el crecimiento de bacterias patógenas en detrimento de las bacterias beneficiosas—.

Esto puede provocar serios problemas, como el hecho de que pasen a la sangre sustancias tóxicas y fragmentos bacterianos, desencadenando inflamación sistémica, alteraciones hormonales y metabólicas, deterioro de la integridad del sistema inmune e incluso el inicio de procesos de carcinogénesis. Y como la microbiota actúa como un mediador clave en la respuesta inmune, su alteración puede predisponer a infecciones y enfermedades autoinmunes.

- **Desbalance hormonal:** Algunas sustancias son capaces de alterarnos las hormonas, por lo que se las denomina **«disruptores endocrinos»**. Y aquí nos detendremos un poco más.

Un «disruptor» (perturbador) endocrino es un compuesto químico capaz de alterar la función normal de algunas hormonas, afectando a la síntesis, al transporte, a la función o eliminación de estas y, por tanto, causa repercusiones en nuestra salud.

Las hormonas actúan normalmente a través de receptores celulares específicos, uniéndose a ellos para provocar un efecto concreto. En cambio, los disruptores pueden unirse a varios receptores causando uno o varios efectos no esperados. Son susceptibles de mimetizar, como tal, la acción de las hormonas activando en exceso los receptores, bloquear la acción de las hormonas al dejar el receptor no disponible o bien alterar el patrón normal de síntesis, de transporte o de metabolismo hormonal.

Se conocen cerca de once millones de sustancias químicas en todo el mundo que podrían incluirse en ese grupo, de las cuales trece mil se producen en grandes cantidades. Algunas de ellas son el bisfenol A, los ftalatos, dioxinas y otros contaminantes orgánicos. Suelen estar presentes en plásticos, pesticidas, medicamentos y combustibles. Cada vez se está controlando más su presencia en algunos ámbitos como la agricultura y las fábricas, a través de los llamamientos realizados por organizaciones como el Programa de las Naciones Unidas para el Medio Ambiente (PNUMA) y la Organización Mundial de la Salud (OMS). Sin embargo, el principal peligro hoy en día reside en su aparición en diversos productos de uso cotidiano. Aquí es donde tenemos menos control de la verdadera exposición diaria, si bien las cantidades de dichas sustancias son menores. Se encuentran en cosméticos, productos de higiene, cocina, limpieza, hogar, ropa, juguetes y otros utensilios.

Se han descrito los efectos de los disruptores endocrinos, sobre todo, a nivel de división y envejecimiento celular, metabolismo, sistema cardiovascular, sistema nervioso, reproducción y fertilidad, entre otros. El impacto en la salud es por tanto notorio, y en la actualidad se está convirtiendo en un foco de investigación cada vez más importante.

Vivimos rodeados de estas y otras sustancias, y para muchas de ellas no se han hecho estudios sobre el impacto que tienen en nuestra salud. Y me dirás, «Pero ¡con tanta sustancia por todas partes es imposible huir!». Pues resulta difícil, pero no imposible, ¡y menos después de leer este libro! Y sí, es imposible evitar la exposición a todas las sustancias, pero lo realmente peligroso es el temido «efecto cóctel», es decir, que acumulemos dosis de sustancias tóxicas poco a poco sin apenas darnos cuenta. Pero no te preocupes, que más adelante tendrás una guía práctica sobre cómo evitarlas en tu día a día.

Cuando nuestro cuerpo está «intoxicado» se produce un mal funcionamiento de los sistemas, entramos en situación de desequilibrio interno —recuerda, pérdida de homeostasis—, y de nuevo entramos en un estado de inflamación crónica. Y a estas alturas ya sabes de sobra lo que eso significa, ¿verdad?

5.2. Principales ponzoñas de la vida moderna

He querido dedicar una parte del capítulo en exclusiva a los dos «venenos» celulares más relevantes en nuestra sociedad, y que considero que en ningún caso deberían formar parte de nuestro día a día. No tengo ninguna duda de que ya sabes que el tabaco y el alcohol son perjudiciales para nuestra salud, pero si estás aquí, es para entenderlo bien. ¡Vamos a ello!

Antes de nada, debo mencionar que los efectos de ambas sustancias dependerán siempre de la cantidad y de la prolongación de su consumo en el tiempo. A mayor dosis y mayor tiempo, peores las consecuencias. Además, hay que tener en cuenta que la susceptibilidad aumenta con la edad, ya que la capacidad de mantener la homeostasis y la regulación del metabolismo se va reduciendo de manera natural.

Tabaco

El consumo de tabaco es una de las principales causas prevenibles de morbilidad y mortalidad en todo el mundo, responsable de más de ocho millones de muertes anuales, según la Organización Mundial de la Salud (OMS). Sus efectos nocivos afectan a casi todos los órganos y sistemas de nuestro cuerpo, contribuyendo al desarrollo de diversas enfermedades crónicas. Si eres fumador, ¡presta atención!, y si conoces a alguien que fume, ¡os animo a leer juntos este capítulo!

La exposición al tabaco incluye tanto el consumo directo (fumadores activos) como el humo (fumadores pasivos), por lo que su efecto es doblemente peligroso.

A nivel cardiovascular, las sustancias tóxicas del humo del tabaco (como la nicotina y el monóxido de carbono) favorecen el daño de la capa más interna de los vasos sanguíneos, que se denomina «endotelio vascular».

Esto supone que las arterias estén más rígidas y el aumento de la presión arterial, y el propio daño del endotelio promueve la formación de placas de colesterol con el consiguiente riesgo de arterioesclerosis. Además, el tabaco hace que las plaquetas se agreguen entre sí, elevando el riesgo de trombosis en cualquier parte del cuerpo.

Todo ello aumenta las posibilidades de sufrir problemas cardiovasculares, incluso posibles infartos o ictus.

El tabaquismo es el principal factor de riesgo para el desarrollo de diferentes tipos de cáncer, porque contiene más de setenta sustancias con capacidad de generar daños en las células por diferentes mecanismos: alterando la estructura del material genético celular (ADN), liberando radicales libres que atacan directamente a las membranas de la célula y también al ADN, y bloqueando los mecanismos de reparación de las células dañadas.

Algunas de ellas son los hidrocarburos aromáticos policíclicos, las nitrosaminas y los compuestos reactivos de oxígeno.

A la larga favorece que se transformen en células malignas. Tanto es así que dejar de fumar reduce el riesgo de presentar hasta doce tipos de cáncer distintos: pulmón, laringe, cavidad oral, faringe, esófago, estómago, páncreas, colon, recto, hígado, vejiga, riñón, cuello uterino y algunas leucemias.

El consumo de tabaco, como es lógico, daña el sistema respiratorio de manera significativa porque es la vía de entrada. Es, por tanto, la causa principal de la enfermedad pulmonar obstructiva crónica (EPOC), que se caracteriza por una inflamación mantenida de las vías respiratorias que hace que poco a poco vaya reduciéndose la función pulmonar normal. Además, agrava el asma y cualquier otra debilidad respiratoria que tenga la persona, incluyendo la susceptibilidad a infecciones respiratorias. Este mecanismo actúa también de manera similar a nivel bucal y en la parte superior del tracto digestivo.

Y por si fuera poco, la nicotina por sí misma es capaz de desencadenar un estado inflamatorio crónico que afecta a la funcionalidad del páncreas y del hígado, aumentando el riesgo de desarrollar enfermedades metabólicas como la resistencia a la insulina y la diabetes. De hecho, los estudios indican que el tabaquismo aumenta entre un 30 y un 40 % el riesgo de desarrollar diabetes tipo 2, en comparación con las personas que no son fumadoras. ¡Ahí lo dejo!

Además, en quienes ya son diabéticos el tabaco agrava las complicaciones neurológicas y vasculares a las que estas personas ya están predispuestas, como la nefropatía diabética, la ceguera, las enfermedades cardiovasculares, etc.

Realmente, estas son algunas de las situaciones más frecuentes provocadas por el tabaco, pero también se lo ha relacionado con la aparición de osteoporosis, trastornos de la visión, enfermedades dentales, disfunción eréctil y problemas con los embarazos, como abortos espontáneos, partos prematuros y bajo peso al nacer.

Claro, debemos relacionar todo eso con la mala calidad de vida que supone tener cualquiera de dichas enfermedades. ¡E incluso llega a ser un problema estético!, porque el tabaco hace perder elasticidad a la piel, ya que altera el colágeno y la elastina, con lo que cambia su aspecto y aparecen arrugas más fácilmente.

Pues con todo y con eso, aun así, es posible que la gente tenga ganas de fumar. Como oncóloga, me encuentro diariamente a pacientes que, a pesar de ser diagnosticados de cáncer, son incapaces de dejar de fumar, o son sus familiares quienes siguen fumando pase lo que pase. Y seguro que mis compañeros de otras especialidades médicas se encuentran con situaciones similares.

Se debe a la intensa capacidad adictiva de esta droga, y si tenemos que echarle la culpa a alguien es a la señora nicotina.

Al inhalar el humo del tabaco, el fumador absorbe de 1 a 2 mg de nicotina por cigarrillo (aunque el cigarro como tal puede llegar a contener 8 mg), que cuando alcanza niveles máximos en sangre, llega al cerebro y produce cambios bioquímicos y estructurales en el sistema nervioso. Uno de estos cambios es que se activan los circuitos de recompensa en los que trabaja una hormona muy especial que ya conoces: la dopamina. Y no me gusta incidir demasiado en ello, pero quiero que te quedes con que los circuitos de la dopamina son la base para generar cualquier adicción, incluyendo estar enganchados al consumo de azúcar, como ya te conté.

Se dan de media diez caladas en los cinco minutos que puede llegar a durar un «pitillo». Así que, si hacemos cuentas, veinte cigarrillos al día supondrían estimular el cerebro con nicotina alrededor de doscientas veces al día, unas cifras que suponen un estímulo adictivo bastante frecuente a lo largo del día.

Ahora lo entiendes, ¿verdad? Lo mejor es no empezar nunca para no tener que dejarlo, ¡desde luego! Pero si ya eres fumador, no te preocupes. Hoy día disponemos de varias formas eficaces para dejar de fumar, desde tratamientos farmacológicos (parches, chicles o comprimidos de nicotina, y fármacos como la vareniclina o el bupropión), hasta terapia psicológica y programas de apoyo que ayudan a gestionar la ansiedad y los hábitos asociados al tabaco. Cada vez hay más recursos de acompañamiento grupal, apps móviles y líneas telefónicas que ofrecen seguimiento y motivación. La clave no es hacerlo solo, sino elegir la estrategia que mejor encaje contigo, porque dejar de fumar es posible, y tu cuerpo empieza a agradecerlo desde el primer día.

¿Sabías que cuando un fumador lleva diez o quince años sin fumar, el riesgo de la mayoría de las enfermedades crónicas se acerca mucho al de un no fumador? ¡Merece la pena!

Alcohol

El alcohol es una sustancia psicoactiva, con efectos tóxicos directos en varios neurotransmisores y en casi todas las áreas del cerebro. Esto puede implicar desde sufrir las típicas borracheras hasta una dependencia crónica.

Pero es importante aclarar que cuando nos referimos al consumo de alcohol tal como lo tenemos integrado en nuestra sociedad, nos referimos al alcohol etílico o etanol. Existen otros tipos de alcoholes, como el alcohol isopropílico o propanolol, que se utiliza como utensilio desinfectante y de limpieza. Pero ¡ojo! El etanol tiene una composición química que lo vuelve mucho más agresivo.

El alcohol tampoco se queda corto en cuanto a sus efectos perjudiciales. Se considera que contribuye a más de tres millones de muertes al año según la OMS.

Es cierto que el consumo moderado está socialmente aceptado en muchas culturas, pero el verdadero impacto es cuando su uso se vuelve excesivo y prolongado en el tiempo. Las consecuencias, además, no las sufren solamente quienes lo consumen, sino también terceras personas, como ocurre en los accidentes de tráfico, las peleas y otras situaciones fruto de la violencia y las conductas de desinhibición. Y es que el alcohol afecta directamente a la corteza prefrontal del cerebro, que es la región encargada del comportamiento, la planificación y la toma de decisiones.

Es la principal causa de enfermedades hepáticas crónicas. Su consumo excesivo puede producir desde una acumulación excesiva de grasa en el hígado (lo que se denomina «esteatosis hepática» o «hígado graso»), pasando por una inflamación hepática severa (hepatitis alcohólica) y terminando con un daño irreversible (cirrosis) que a la larga puede evolucionar a un cáncer de hígado.

Estas enfermedades son especialmente frecuentes en personas que llevan muchos años consumiendo alcohol o en quienes tienen, además, otros factores de riesgo, como las infecciones por virus de las hepatitis (B y C) en las personas adictas a drogas intravenosas.

El alcohol se ha establecido ya como factor de riesgo independiente de al menos siete tipos de cáncer: cavidad oral, faringe, laringe, esófago, hígado, colon y mama. Pero se relaciona con más tipos.

Cuando el etanol se metaboliza, se produce una sustancia denominada «acetaldehído» que es altamente reactiva, capaz de dañar el ADN de las células y algunas proteínas, promoviendo su transformación maligna. Además, se suman otros dos factores a esta capacidad dañina: por un lado, la producción de especies reactivas de oxígeno en el propio metabolismo del etanol, y por el otro, la interferencia en la absorción y en el metabolismo de vitaminas importantes para la síntesis y reparación del ADN, como es el ácido fólico. Vamos, ¡todo un desastre!

Y para empeorar aún más las cosas, el alcohol actúa como un disolvente que facilita la absorción de otras sustancias carcinógenas, como las presentes en alimentos procesados o en el tabaco. De hecho, no me puedes negar que es bastante habitual consumir alcohol acompañando a comidas poco saludables mientras se sostiene un cigarro entre los dedos, ¿o no?

No olvidemos que además tiene un impacto metabólico importante. Debes saber que proporciona unas cuantas calorías (aproximadamente 7 kcal por gramo, ¡parecido a lo que aporta la grasa, que son 9 kcal por gramo!), pero son calorías «vacías», es decir, no aportan nutrientes esenciales. El cuerpo prioriza el metabolismo del alcohol sobre otros macronutrientes (carbohidratos, grasas y proteínas) debido a su toxicidad y trata de eliminarlo lo antes posible. Ya hemos dicho que en el hígado el alcohol se metaboliza en acetaldehído, que realmente es la unión de acetato y aldehído. El acetato será entonces utilizado como fuente de energía antes que otras fuentes de la dieta, y mandará al resto del cuerpo señales de que hay combustible suficiente para obtener energía.

Esto produce una alteración metabólica condicionada por un «falso ayuno», ya que, aunque realmente nos encontramos ante una falta de nutrientes, las señales que recibe el organismo son las opuestas, las de que sí disponemos de un sustrato que nos aporta energía. De esta manera se bloquea la oxidación de grasas y se activa su almacenamiento, contribuyendo a la ganancia de peso.

También quedan afectados el metabolismo de la glucosa y la función de la insulina de varias maneras, lo que puede influir en el riesgo de desarrollar diabetes tipo 2 y otras alteraciones metabólicas.

A corto plazo, el alcohol puede causar una bajada brusca de glucemia en sangre (hipoglucemia), porque se bloquea la formación de glucosa en el hígado y se reducen así los niveles de glucosa en sangre.

Pero a largo plazo, el consumo excesivo de alcohol puede contribuir a la resistencia a la insulina y a la diabetes tipo 2 debido al estado de inflamación sistémica y al estrés oxidativo que se genera. Además, casi siempre que bebemos alcohol hay glucosa de por medio, porque la cerveza y el vino lo incluyen directamente en su composición, y en otros tipos de bebidas de mayor graduación suelen tomarse acompañadas de refrescos azucarados.

Y para rematarlo, se sabe que el alcohol puede aumentar el apetito al producirse una reducción de la hormona leptina —ya sabemos que es la encargada de la saciedad—, que, junto al estado de desinhibición que se genera en la corteza prefrontal, favorece las ganas de comer más, y normalmente se eligen alimentos de peor calidad.

En cuanto al equilibrio hormonal, se sabe que las bebidas alcohólicas tienen un impacto directo en las hormonas sexuales tanto en hombres como en mujeres.

En los hombres se reduce la producción de testosterona, una hormona clave para el desarrollo muscular, la densidad ósea y la función sexual, con las consecuencias evidentes. Esto ocurre tanto porque interfiere en las señales que envía el cerebro a las glándulas como por el daño directo a las células encargadas de producir esta hormona en los testículos (células de Leydig).

En las mujeres, el consumo de alcohol puede aumentar los niveles de estrógenos al interferir en el metabolismo hepático, reduciendo la capacidad del hígado para degradarlos. Y si además existe un mayor acúmulo de grasa, aumentarán aún más esos niveles. En consecuencia, puede incrementarse el riesgo de cáncer de mama y útero, ya que los estrógenos están implicados en la proliferación de células en esas localizaciones. También es susceptible de causar desarreglos del ciclo menstrual y problemas de ovulación, debido a su impacto en la regulación hormonal. Además, las mujeres metabolizan el alcohol de manera diferente, ¿lo sabías? Los efectos del alcohol en la mujer son más intensos incluso cuando consumen cantidades equivalentes a las de los hombres. Todo parece deberse a que el sexo femenino tiene de base una menor capacidad de metabolizar el alcohol en el hígado, ya que por un lado llega una mayor cantidad de sustancia sin metabolizar a la sangre y por el otro se elimina con menor eficacia el acetaldehído. El impacto, por tanto, del consumo de alcohol en las mujeres parece ser mayor en términos generales.

Y si hablamos de las hormonas del estrés, el alcohol aumenta los niveles de cortisol, que, como sabemos, está asociado con la resistencia a la insulina, el aumento del tejido adiposo, la pérdida de masa muscular, la disminución de la densidad ósea y produce alteraciones inmunológicas.

Además, las oscilaciones producidas en el estado de ánimo pueden contribuir a tener ansiedad, depresión y otros problemas de salud mental.

Sumado al estado de inflamación crónica y al estrés oxidativo que produce, aumenta también el riesgo de enfermedades cardiovasculares y neurodegenerativas.

Seguro que te estarás preguntando... «Madre mía, pero, entonces... ¿cuánto alcohol es demasiado?». Te cuento:

En hombres se considera como consumo excesivo a partir de 20-30 g de alcohol al día, y en mujeres a partir de 10-20 g al día. Recuerda que el cuerpo de la mujer metaboliza peor el alcohol, por eso el límite es menor.

Para que te hagas una idea:

1 caña de cerveza (unos 200 ml, al 5 % de graduación) ≈ 8 g de alcohol.

1 copa de vino (unos 100 ml, 12-14 % de graduación) ≈ 10-12 g de alcohol.

1 chupito de licor (unos 30 ml, 40 % de graduación) ≈ 10 g de alcohol.

Así que un hombre que bebe tres copas de vino al día (≈ 30 g) ya está en un rango de riesgo. Y una mujer que toma dos cañas de cerveza al día (≈ 16 g) también supera el umbral saludable.

¡Y ojo! Los «atracones de fin de semana» —eso de tomarse cuatro o cinco copas en pocas horas en una fiesta— son igual de peligrosos aunque no se beba a diario. Aunque mucha gente piensa que beber solo el fin de semana es inofensivo, puede resultar igual de dañino o incluso más que beber a diario. En pocas horas, el cuerpo recibe un pico de toxicidad que el hígado no puede procesar y el acúmulo brusco de toxinas también va a resultar más impactante.

Lo cierto es que no existe una cantidad de alcohol completamente segura. La mejor estrategia es reducirlo al mínimo o eliminarlo.

Pero ¿cómo puede una bebida tan normalizada en nuestra sociedad ser tan perjudicial?

La dependencia al alcohol, en la que también participa la dopamina, puede desarrollarse más lentamente y a menudo está asociada a un consumo más prolongado y acumulativo. Sin embargo, factores como la predisposición genética, el estrés y el entorno social pueden acelerar el proceso. La nicotina, en cambio, es extremadamente adictiva, y la dependencia puede desarrollarse con rapidez incluso después de un consumo ocasional; se debe a que sus efectos placenteros son inmediatos y de corta duración, lo que lleva a un uso muy repetitivo.

El tabaco y el alcohol forman parte de un grupo de sustancias que están «fichadas» por la Agencia Internacional para la Investigación del Cáncer (IARC). Esta agencia se encarga de «perseguir» las sustancias a las que nos exponemos y que pueden aumentar nuestro riesgo de padecer cáncer. Para ello existe una lista en constante actualización y que clasifica estos carcinógenos en cuatro grupos:

- **Grupo 1:** Se ha demostrado que la sustancia es carcinógena para los humanos.
- **Grupo 2A:** La sustancia es carcinógena en animales, y probablemente en humanos.
- **Grupo 2B:** La sustancia es probablemente carcinógena en animales, y posiblemente en humanos.
- **Grupo 3:** Sustancia no clasificable en cuanto a su potencial carcinógeno en humanos.
- **Grupo 4:** Sustancia probablemente no carcinógena para humanos.

Quiero mencionarte algunas sustancias de nuestro día a día que se incluyen en los dos primeros grupos. Algunas ya te resultarán familiares, pero estoy segura de que otras no tanto. ¡No te asustes! Es importante tener en cuenta que la clasificación de un agente como carcinógeno no indica necesariamente el nivel de riesgo asociado a su exposición, ya que depende de factores como la dosis, la duración y la vía de exposición. Recuerda que lo importante es ser conscientes para minimizarla al máximo, pero no supondrán un peligro las exposiciones puntuales.

Grupo 1. Carcinógenos para humanos

Estas sustancias tienen evidencia suficiente de carcinogenicidad en humanos.

- **Alcohol y tabaco:** Debido a lo que ya hemos mencionado.
- **Amianto (asbesto):** Utilizado en materiales de construcción y ciertos productos industriales. La exposición puede ocurrir en trabajos desempeñados en edificios antiguos.
- **Radiación solar (ultravioleta):** La exposición excesiva al sol sin protección adecuada aumenta el riesgo de cáncer de piel. Aparecer con el típico color rojo cangrejo cuando te quemas en verano no es nada bueno.
- **Radiación ionizante:** Incluye rayos X, rayos gamma y partículas alfa y beta. No solemos tener exposición de manera habitual salvo cuando se realizan pruebas médicas diagnósticas.
- **Benceno:** Presente en emisiones de vehículos y en el humo de cigarrillo, aunque también puede encontrarse en algunos productos industriales.
- **Arsénico y compuestos inorgánicos de arsénico:** Presentes en aguas contaminadas y ciertos productos industriales.
- **Aflatoxinas:** Son toxinas producidas por ciertos tipos de hongos, principalmente del género *Aspergillus*, que contaminan alimentos como: cereales, frutos secos, especias y lácteos (de animales contaminados). Pueden causar daño hepático y hepatocarcinoma.
- **Formaldehído:** Utilizado en productos de construcción y como conservante en diversas aplicaciones.
- **Compuestos de cromo:** Empleados en procesos industriales como la galvanoplastia y la fabricación de pigmentos.

- **Carne procesada:** El consumo de productos como embutidos y carnes curadas.
- **Polvo de madera:** Exposición en industrias de carpintería y fabricación de muebles. Sobre todo se ha relacionado con el carcinoma nasal.
- **Emisiones de motores diésel:** Exposición ocupacional y ambiental a los gases de escape.
- **Virus de la hepatitis B y C:** Infecciones crónicas asociadas al cáncer de hígado.
- **Virus del papiloma humano (VPH):** Ciertos tipos están vinculados con cánceres como el de cuello uterino.
- *Helicobacter pylori*: Bacteria asociada con cáncer gástrico.

Grupo 2A. Probablemente carcinógenos para humanos

Estas sustancias tienen evidencia limitada de carcinogenicidad en humanos, pero sí la tienen en animales de experimentación.

- **Acrilamidas:** Se forman al cocinar alimentos ricos en almidón, como el pan o las patatas, a altas temperaturas (frituras, horneados, tostados). Por ejemplo, la típica tostada quemada. También se han encontrado en alimentos de uso diario como el café soluble o torrefacto.
- **Carne roja:** Su consumo elevado (res, cerdo, cordero) está asociado con un mayor riesgo de cáncer colorrectal. Se desconoce si se debe a la carne en sí, a los productos liberados durante su cocinado, a la alimentación y tratamiento de los animales en la industria actual o a todo un poco.
- **Cocinados a alta temperatura:** Se liberan aldehídos tóxicos e hidrocarburos policíclicos con algunas técnicas como la parrilla, el ahumado, la fritura y el asado. Estas sustancias aparecen, por ejemplo, en carnes, pescados y

productos grasos cocinados directamente sobre la llama o ahumados.

- **Glifosato:** Herbicida ampliamente utilizado; su exposición puede ocurrir en áreas agrícolas o al usar productos para jardinería que lo contengan.
- **Dioxano:** Utilizado en solventes industriales.
- **Trabajo de peluquería y barbería:** Exposición a tintes y productos químicos.

Grupo 2B. Posiblemente carcinógenos para humanos

Estas sustancias tienen evidencia limitada de carcinogenicidad en humanos y menos que suficiente en animales de experimentación.

- **Gases de escape de motores de gasolina:** La exposición frecuente en áreas con alta densidad de tráfico puede ser preocupante.
- **Cloroformo:** Puede encontrarse en el agua potable como subproducto de la desinfección con cloro.
- **Estireno:** Utilizado en la fabricación de plásticos y productos de consumo; su exposición puede ocurrir en ciertos entornos laborales o mediante productos domésticos.
- **Aloe vera (extracto de hoja entera):** Algunos suplementos y productos que contienen extracto de hoja entera de aloe vera pueden presentar riesgos.

Y ahora es cuando tienes la cabeza como un bombo porque estás pensando en la cantidad de sustancias a las que te has expuesto, a algunas de ellas sin ser consciente, y te preguntas... «¿Y qué hago yo?». No te preocupes, sigue leyendo y estarás más cerca de poner las cosas en orden y cuidar mejor tu salud.

RESUMEN PRÁCTICO

Cuando aquí hablamos de «tóxicos», no nos referimos solo a venenos inmediatos, sino a todo lo que inflama y desajusta tu biología día tras día. La exposición continua a ultraprocesados, tabaco, alcohol, radiación UV, contaminantes y químicos de uso cotidiano altera la expresión de tus genes (epigenética), daña directamente las células y el ADN, dispara el estrés oxidativo, rompe la microbiota intestinal y perturba tus hormonas (disruptores endocrinos, como bisfenoles o ftalatos). El problema no es solo una sustancia aislada, sino el «efecto cóctel»: pequeñas dosis sumadas que mantienen la inflamación de base. Entre los peores actores destacan el tabaco (cardiopatías, EPOC, más de doce cánceres, diabetes) y el alcohol (hígado graso, hepatitis, cirrosis, varios cánceres, resistencia a la insulina, alteraciones hormonales y del ánimo); ambos están clasificados por la IARC dentro de los carcinógenos más probados, junto a la radiación UV, el amianto o las emisiones de diésel. Reducir tóxicos no es vivir con miedo, es vivir con consciencia de aquello a lo que nos exponemos.

PARTE II
RESETEA

> Que tu alimento sea tu medicina, y tu medicina sea tu alimento.
>
> HIPÓCRATES

Tras comprender cómo reparar los daños que afectan a nuestro cuerpo y mente, es momento de dar un paso crucial: resetear. En esta parte descubrirás cómo los hábitos conscientes pueden actuar como un verdadero reinicio para nuestro organismo. Hablaremos de estrategias que ayudan a reducir la inflamación, recuperar la salud y restaurar el equilibrio interno. Porque resetear no es empezar de cero, sino aprender a crear las condiciones para que tu cuerpo y mente funcionen en su mejor versión, y hacer que perduren en el tiempo.

Ahora es el momento de profundizar y traducir todo el conocimiento aprendido en la primera parte del libro, para entender qué cambios podemos provocar en el cuerpo y en la mente para resetear el organismo.

6

ALIMENTOS COMO MEDICINA. HIPÓCRATES TENÍA RAZÓN: COMER NO SIEMPRE IMPLICA NUTRIRSE

6.1. Dieta mediterránea.
«LA DIETA»

Seguro que has leído y escuchado la frase de Hipócrates que abre esta parte del libro millones de veces: «Que tu alimento sea tu medicina, y tu medicina sea tu alimento». Y es que, durante siglos, se consideró un ideal romántico, ya que, efectivamente, al no disponer de otro tipo de herramientas, se pensaba que la alimentación en sí misma podía curar enfermedades.

Pero hoy, más que nunca, no solamente es que eso sea así, sino que tenemos la evidencia científica para sostener la frase que Hipócrates formuló desde la simple observación y experiencia personal.

En el contexto de la vida moderna, en el que las enfermedades crónicas —incluida gran parte de los cánceres— están íntimamente relacionadas con el estilo de vida, la alimentación emerge no solo como un factor de riesgo, sino también como una poderosa herramienta terapéutica. Comer bien no es solo prevenir; es también acompañar el tratamiento, mejorar la calidad de vida y, en muchos casos, marcar la diferencia entre la recuperación y la recaída.

Y como ya lo sabes todo sobre la inflamación porque lo hemos explicado en capítulos anteriores, podrás deducir que la clave de una dieta saludable es escoger alimentos con potencial antiinflamatorio y que sean conformes con nuestra naturaleza. Y tenemos una dieta como referente para conseguir todo esto: la dieta mediterránea, desde ahora, LA DIETA.

Cuando hablamos de LA DIETA, no nos referimos a una moda ni a una lista de prohibiciones. Hablamos de un patrón de alimentación que ha demostrado ser uno de los más saludables del mundo. Se basa en:

- **Verduras de temporada, hortalizas de huerto, colores reales:** No vale cualquier cosa que se llame «vegetal». No hablamos de la triste lechuga iceberg que lleva en la nevera una semana ni del tomate que parece una pelota de tenis de tanto tiempo que lleva encerrado en una cámara refrigeradora. Hablamos de usar lo que da la tierra en el momento que toca. Coliflor en invierno, calabacín en verano. Y elegir ingredientes más que productos, esos que te obligan a pelar, cortar y sofreír. Y si puedes conseguirlo de un huerto cercano —o del mercado del barrio—, mejor que mejor, aunque sabemos que no es accesible para todo el mundo.
- **Frutas enteras, no exprimidas ni desnaturalizadas:** Vamos a revelar ya de una vez por todas una verdad incómoda: el zumo de naranja recién exprimido es agua con azúcar. Aunque sea natural, me da igual. Lo que tu cuerpo quiere es la fruta entera, con su fibra, textura y masticación. No la versión sin piel, sin pulpa y sin esfuerzo. La sandía tiene pepitas, el plátano te deja las manos pegajosas, y la piña a veces es ácida y te hace guiñar los ojos.
- **Legumbres que se remojan, se cuecen y se saborean:** Las lentejas del bote te pueden sacar de un apuro, claro. Y no digo que no sea un producto adecuado y saludable. Pero no tienen nada que ver con las lentejas que haces tú,

con el sofrito, el laurel, el mimo y su olor a hogar. Remojar las legumbres es una ceremonia. Cocinarlas a fuego lento, una meditación. Eso sí que es proteína vegetal de la buena, rica en fibra, en minerales y en tradición.

- **Cereales integrales, y punto:** Los cereales que se digieren en cinco minutos no alimentan tu microbiota, sino tu ansiedad y deseo por los carbohidratos. Me refiero a las harinas blancas y refinadas. Fíjate en que si el pan parece un cartón con semillitas pegadas por encima, no es integral. Si las galletas «de avena» tienen más azúcar que harina, tampoco.

  Hablamos de un arroz integral que tarda en cocerse, de esa avena que hay que hidratar, del pan de masa madre que huele a pan. Nada de colorantes marrones para «parecer más sano». Porque, ojo, hace tiempo esto no estaba regularizado y nos engañaban vilmente, al indicar en las etiquetas que un producto era integral cuando el porcentaje de ese tipo de harina era mínimo.

  El Real Decreto 308/2019, entró en vigor en España en julio de 2019, estableciendo que un pan solo puede denominarse «integral» si está elaborado exclusivamente con harina integral. Si contiene una mezcla de harinas, el porcentaje de harina integral debe indicarse claramente en la etiqueta.

- **Aceite de oliva virgen extra, el oro líquido:** No necesitas un aceite que «no engorde». Necesitas uno que **alimente y proteja**. El aceite de oliva virgen extra, sin apellidos ni trucos, es oro líquido de verdad. Rico en **polifenoles** con efecto antioxidante, en **ácido oleico**, que reduce la inflamación y mejora el perfil lipídico, y en **vitamina E**, que evita que tus células envejezcan antes de tiempo, con lo difícil que se está poniendo eso hoy en día. Si al probarlo te rasca un poquito la garganta y huele a aceituna fresca, vas por buen camino. Nada de versiones refinadas, desodorizadas ni light.

- **Pescado azul, el del mercado:** Sardinas, caballa, boquerones, jurel... los de toda la vida. Los que no necesitan rebozado ni salsa rosa para ser apetecibles. Ese pescado es el que nos nutre con su omega-3, el que viene con espinas que hay que quitar, y con una piel que cruje si lo haces a la plancha.

  Nada que ver con el filete empanado ultracongelado que lleva años en la bolsa azul del fondo del congelador. Ni con el palito de «merluza» que de merluza suele tener poco.

- **Nueces, semillas, especias y hierbas del jardín:** Los pequeños grandes olvidados. Y, sin embargo, los que marcan la diferencia. Los frutos secos (especialmente las nueces, almendras, avellanas o pistachos sin freír ni salar) son una bomba nutricional: grasas saludables, proteína vegetal, magnesio, selenio, fitoquímicos... Pequeños bocados que te ayudan a regular la inflamación, proteger el corazón y cuidar el cerebro. Eso sí, es fácil abusar de ellos, así que ¡con cabeza, por favor! No hace falta comer un cuenco entero. Un puñadito al día, masticado con calma, es más que suficiente.

  Las semillas, como las de chía, lino, cáñamo o sésamo, suelen quedarse en una esquina escondidas de la despensa. Pero su uso diario nos aporta fibra, omega-3 vegetal, vitaminas y minerales clave. Eso sí, no esperes milagros si las tomas enteras sin más. Para aprovechar sus beneficios normalmente hay que «activarlas» primero, y para ello se deben moler o hidratar. Añádelas al yogur, a los purés, a las ensaladas o cremas de verduras.

  Y luego están las especias y hierbas frescas, ese «toque final» que muchas veces olvidamos pero que tienen más poder del que imaginamos. No solo hacen que los platos huelan y sepan mejor: son medicina en sí mismas.

  - Cúrcuma. Siempre con una pizca de pimienta negra para que haga efecto, es antiinflamatoria y antioxidante.

- Canela de Ceilán. Regula la glucosa y da un sabor especial a todo lo que toca.
- Jengibre. Estimula la digestión, es reconstituyente y da energía.
- Orégano, tomillo, albahaca o perejil fresco. Antibacterianos naturales, digestivos, llenos de clorofila.

¿Lo mejor? Puedes tener tu propio jardín de hierbas en una ventana. No necesitas campo, solo un poco de luz, agua y ganas.

Sin embargo, en general, la clave no está solo en los alimentos que eliges, sino en cómo los combinas, cocinas y compartes. Lo que marca la diferencia no es si comes brócoli o quinoa, sino el patrón completo: la forma de alimentarte que se repite día tras día y que construye —o destruye— tu salud.

Y claro que la mayoría queremos comer bien, sí. Pero también queremos que nos lo pongan fácil. Y ahí es donde se nos cuela el caos: entre el «Esto lleva quinoa así que será sano» y el «Si es sin azúcar, entonces es light». ¡No hace falta complicarse tanto! Se trata de volver a comer un poco como antes. La dieta mediterránea tradicional era mucho más que una lista de ingredientes. Era sentarse a la mesa sin prisa, charlar durante la sobremesa, comer comida real cocinada en casa, moverse a diario sin machacarse y descansar bien por las noches. Eso sí que era salud con sentido común.

Pero... la hemos idealizado tanto que la hemos desfigurado. Se habla de ella en congresos, se imprime en guías, se menciona en todas las campañas. Y, sin embargo, en la práctica, la hemos traicionado plato a plato. Lo que fue un modelo protector, humilde y sabio ha sido versionado —y pervertido— por la industria alimentaria.

Hoy en día, muchas personas creen que siguen una dieta mediterránea porque compran productos con etiquetas tipo «Con aceite de oliva », «Receta tradicional», «Estilo casero», o «Rico en fibra».

Vamos al grano: la industria alimentaria no quiere que comas bien, quiere que repitas. Ya hemos mencionado que su negocio no es tu salud, sino tu fidelidad como consumidor. Por eso diseñan productos con combinaciones perfectas para engancharte. Pero con el simple gesto de volver el envase y leyendo los ingredientes... probablemente descubras un cóctel de aditivos, azúcares encubiertos y grasas invisibles.

Y sí, lo que te hace volver al mismo producto una y otra vez está perfectamente calculado: el sabor reconfortante, la textura crujiente, la promesa de «cómodo y saludable». Mientras tanto, tus circuitos de recompensa en el cerebro se activan, y tú, sin darte cuenta, acabas cayendo en la trampa.

¿El resultado? Lo vemos en consulta cada día: inflamación crónica, fatiga persistente, problemas digestivos, resistencia a la insulina, obesidad, cáncer... Y una medicina que corre detrás, saturada, reactiva y que muchas veces llega tarde y sin herramientas de prevención reales.

Pero ¡a ti no te van a engañar! Porque te dejo una sencilla guía de lectura de etiquetas que puedes usar en tu compra diaria para descartar los productos que no te van a aportar nada bueno.

GUÍA RÁPIDA PARA LEER ETIQUETAS

Lo primero es entender cómo se elabora la lista de ingredientes. Suelen estar ordenados de mayor a menor cantidad. Por lo que, si el primer ingrediente no corresponde al producto que quieres comprar, ¡ya vamos mal! Cuanto más corta y comprensible, mejor.

Por ejemplo, vas a comprar tomate frito y el primer ingrediente es aceite vegetal en lugar de tomate. ¿Tú querías comprar aceite o tomate?

Una fórmula que ayuda a elegir bien es pensar lo que haría tu abuela. Si ella no lo reconocería como comida, probablemente no lo es.

Después, evita siempre el azúcar camuflado. Es lo que permite que te vuelvas más adicto al producto, por eso lo añaden. Evita productos donde aparezca sobre todo al inicio de la lista. Y ojo con sus disfraces, también son azúcar el jarabe de glucosa, la dextrosa, la maltodextrina, el sirope de maíz...

Distinto es aquel azúcar presente en el propio alimento por ser un hidrato de carbono. Las frutas, verduras, legumbres y cereales siempre tienen azúcares naturalmente presentes que no son perjudiciales.

En cuanto a las harinas y cereales, busca siempre la palabra «integral» como primer ingrediente. Cuando no lo señalan es porque se trata de harina refinada, que no sacia, te hace necesitar más alimento al cabo de poco y tiene más impacto metabólico.

Y, hablando de las grasas, prioriza el aceite de oliva virgen frente a todos los demás, y si es virgen extra, mejor. Evita grasas vegetales hidrogenadas o aceites parcialmente hidrogenados (grasas trans), que solamente sirven para lograr que el alimento tenga más palatabilidad y sea más gustoso, pero en tu organismo promueven mecanismos inflamatorios.

Y, por supuesto, tenemos que hablar de los aditivos. Pero, aunque estarás acostumbrado a relacionar la palabra «aditivo» con algo perjudicial porque es lo que ocurre con los ultraprocesados, no siempre es así. Existen sustancias que en su justa medida ayudan a la conservación de los alimentos sin que resulten perjudiciales para la salud. Por eso es importante que identifiques los más frecuentes.

- **Aditivos regulados por la EFSA/FAO/OMS, que no presentan riesgo demostrado en consumo habitual:**
  - Ácido ascórbico (E-300): vitamina C, antioxidante.
  - Lecitinas (E-322): emulsionante natural, presente en la soja, el huevo.
  - Ácido cítrico (E-330): antioxidante, presente en frutas cítricas.

- Pectinas (E-440): espesante natural procedente de frutas.
- Goma guar (E-412), goma xantana (E-415): espesantes y estabilizantes.
- Carbonato cálcico (E-170): antiaglomerante; además sirve como fuente de calcio.
- Colorantes naturales: cúrcuma (E-100), clorofilas (E-140), carmín (E-120).

- **Aditivos perjudiciales relacionados con inflamación, alteraciones metabólicas o riesgo potencial a largo plazo:**
  - Glutamato monosódico (E-621, MSG): potenciador del sabor; puede causar «síndrome del restaurante chino» (dolor de cabeza, palpitaciones) en personas sensibles.
  - Nitritos y nitratos (E-249-252): conservantes en embutidos y carnes procesadas; relacionados con la formación de nitrosaminas cancerígenas.
  - Benzoato de sodio (E-211): conservante; puede formar benceno (potencial cancerígeno) en presencia de vitamina C.
  - Colorantes artificiales como la tartrazina (E-102): asociada a hiperactividad en niños y reacciones alérgicas.
  - Fosfatos (E-338-341): usados en refrescos y carnes procesadas; su exceso parece estar asociado a problemas renales y óseos.
  - BHA (E-320) y BHT (E-321): antioxidantes sintéticos; sospechosos de provocar aumento de riesgo de cáncer en animales de laboratorio.

Independientemente de si son buenos o malos para la salud, lo ideal es comprar productos naturales y de temporada, que no necesiten etiquetas (un tomate es un tomate y punto), para así evitar que aparezcan estos aditivos dentro de una lista de ingredientes.

Si te tomaras un momento para mirar el carrito de la compra con tus ojos —y no con los de la publicidad—, probablemente elegirías de forma distinta. No eres un robot. No necesitas estabilizantes, colorantes, ni «E-300 y pico». Necesitas alimentos reales, que no vayan en contra de tu biología.

Cuando comes como un ser humano, tu cuerpo te responde como tal. Cuando comes como si fueras un androide..., ¡no sabe responder!

6.2. Suplementación, la micronutrición que debería ser MACRO

Suplementarse hoy en día puede parecer una moda, porque hay mucha publicidad en torno a ello y muchos perfiles de ventas le dan un toque demasiado comercial. Sin embargo, tomar ciertos suplementos se ha convertido en una necesidad, porque hoy nos faltan cosas que antes nos sobraban.

Durante años, la suplementación ha sido vista como algo opcional, y sobre todo algo que solo necesitaban deportistas, personas con enfermedades concretas, o quienes seguían una dieta restrictiva. Pero hoy, con el estilo de vida que llevamos y la vida moderna, ya no es cuestión de si necesitas suplementos, sino de elegir los que más te convienen. Porque sí, algunos los necesitas fijo. La explicación fácil es que vivimos en una sociedad en que comemos más pero absorbemos menos. Los alimentos tienen calorías, pero no siempre nutrientes. Y el estrés, el insomnio, los tóxicos ambientales y la falta de sol nos roban, día tras día, lo que el cuerpo necesita para funcionar bien y mantener su estado de equilibrio.

Ya sabes lo que ocurre si no hay equilibrio... Sí, ya te lo sabes.

Y no, no se trata de sustituir la comida por pastillas. Eso tampoco sería salud. Se trata de entender que, por mucho brócoli y cúrcuma que comas, a veces no basta. Obviamente dependerá de cada persona, pero hablo en términos generales. A continuación te explico por qué, pero, antes de nada, quiero recalcar que ningún suplemento es inocuo, y que no es recomendable en ningún caso la «autosuplementación» sin consultar con un profesional que analice tu caso en particular.

Vitamina D: la hormona del sol que ya no vemos

La vitamina D es una hormona, más que una vitamina, y participa en cientos de procesos esenciales: sistema inmune, salud ósea, regulación hormonal, estado de ánimo, prevención de cáncer, enfermedades autoinmunes...

Pero... ¿quién toma el sol a diario, sin protección solar, durante veinte minutos, con buena parte de la superficie corporal expuesta, y en las horas adecuadas? Exacto: casi nadie. Porque ya nos hemos encargado los humanos, con nuestra inteligencia, de destruir la capa de ozono y de que a día de hoy la radiación solar sea más dañina que antes.

Quizá incluso lo hemos llevado a un extremo. Vivimos encerrados, nos tapamos hasta en verano, y cuando salimos llevamos crema SPF 50 desde las nueve de la mañana. El resultado es que la mayor parte de la población está por debajo de los niveles óptimos.

Lo ideal sería exponernos al sol quince minutos sin protección y fuera de las horas punta. Se pueden consultar los índices de radiación por día y hora según tu localización geográfica, para evitar la sobreexposición. Además, el sol nos ayuda a regular los ritmos biológicos, y también privamos a nuestro cuerpo de eso.

Pero, centrándonos ahora en la vitamina D como suplemento, la dosis recomendada en adultos suele oscilar entre las 2.000 y 4.000 UI diarias, idealmente en combinación con vitamina K2 (MK-7) para asegurar que el calcio se dirija a los huesos y no a las arterias. Te recomiendo que, si has decidido suplementarte, te hagas una analítica previa para conocer de qué niveles partes. Y, ojo, porque no basta con estar dentro del rango, lo importante es estar en el rango óptimo.

- Deficiencia severa: < 20 ng/ml.
- Insuficiencia: 20-30 ng/ml.
- Óptimo (salud ósea, inmunidad y prevención): 40-60 ng/ml.
- Riesgo de toxicidad: >100 ng/ml (muy poco frecuente, pero posible con megadosis mantenidas sin control).

Y seguramente te preguntarás: «¿Puedo tomar vitamina D sin hacerme analíticas de control después?». Pues si vas a tomar una dosis baja-moderada (1.000-2.000 UI/día, una dosis de mantenimiento) durante el otoño-invierno y no tienes patologías de base, puedes hacerlo con seguridad durante esos meses. En verano, cuando la exposición es mayor, es recomendable volver a valorar los niveles.

Pero si ya tienes una enfermedad crónica (autoinmune, oncológica, etc.), sospechas de deficiencia severa, vas a tomar dosis más altas (≥ 4.000 UI) o quieres una pauta personalizada..., lo recomendable es repetir la analítica cada tres o cuatro meses.

Magnesio: el mineral que se agota con el estrés

El magnesio participa en más de trescientas reacciones bioquímicas. Relaja los músculos, ayuda a dormir, regula la glucosa, cuida el corazón, mejora la digestión, incluso ayuda en el síndrome premenstrual o la migraña. Pero actualmente hay dos problemas que nos facilitan quedarnos en números rojos.

El primero es que los suelos agrícolas están empobrecidos por una agricultura intensiva. Estudios comparativos han mostrado que ciertos alimentos —especialmente frutas, verduras y granos— pueden contener menos magnesio y otros micronutrientes en comparación con datos históricos. Y parece deberse al uso de fertilizantes químicos y al desequilibrio provocado en la composición mineral del suelo.

Esto no significa que todos los alimentos sean deficitarios, pero sí que subraya la importancia de diversificar la dieta y, en algunos casos, considerar la suplementación en función de las necesidades específicas.

También es importante que tengamos en cuenta el segundo problema: el estrés crónico nos roba magnesio cada día. Y le podemos sumar las pérdidas producidas por el exceso de café, el alcohol o la propia actividad física.

Como resulta fácil quedarse en números rojos, sería recomendable plantear una suplementación con magnesio, sobre todo si la deficiencia se ha documentado, pero también se puede prevenir si la dieta no es equilibrada, si hay periodos de más estrés o más actividad física o si se padece alguna enfermedad crónica. Además, en la analítica puede que tengamos valores normales de magnesio en sangre pero que la deficiencia se dé en los tejidos, por lo que tampoco podemos hacer una monitorización efectiva.

Hay varias formulaciones para la suplementación con magnesio. Cada una tiene sus ventajas y se selecciona según las necesidades individuales, la tolerancia y los objetivos específicos.

- Magnesio óxido: Económico, pero con baja biodisponibilidad; se usa a menudo por su efecto laxante.
- Magnesio citrato: Buena absorción y solubilidad; puede tener un leve efecto osmolítico que favorece el tránsito intestinal. Algunas personas no lo toleran bien porque les genera molestias digestivas.
- Magnesio bisglicinato: Bien tolerado y absorbido, ideal para personas con el estómago sensible o para un uso prolongado.
- Magnesio malato: Aporta energía a nivel celular; útil para combatir la fatiga y dolores musculares.
- Magnesio treonato: Destaca por atravesar la barrera hematoencefálica, con posibles beneficios para la función cognitiva.
- Magnesio cloruro: Buena absorción, es muy versátil; disponible en fórmulas orales y líquidas.

- Magnesio sulfato: Conocido como «sales de Epson», se usa principalmente en baños para aliviar dolores y promover la relajación, aunque también se puede administrar oralmente con precaución.

La dosis recomendada es de entre 200 y 400 mg/día en las formas biodisponibles, como el bisglicinato, malato o citrato. Te recomiendo evitar el óxido de magnesio, porque apenas se absorbe.

Omega-3: el antiinflamatorio por excelencia

Sabemos que los ácidos grasos omega-3, EPA (ácido eicosapentaenoico) y DHA (ácido docosahexaenoico) son clave para la salud cerebral, cardiovascular, inmune y antiinflamatoria. Sin embargo, el equilibrio actual entre el omega-6 (proinflamatorio) y el omega-3 en la dieta moderna es un desastre.

¿La solución? Pescado azul, sí..., pero no cualquier pescado. Porque hoy los pescados azules más grandes y más longevos suelen retener en su grasa una alta cantidad de mercurio y otros metales pesados. Por ello no se recomienda consumir pescado azul más de tres veces por semana, y se deben evitar el atún y el pez espada porque son los más peligrosos en este sentido.

Y entonces, te preguntarás: «¿Cómo consumo el omega-3 diario que necesito?». Y la cabeza te llevará automáticamente a algo que habrás oído o leído con bastante frecuencia: los frutos secos. Pues bien, siento decirte que esto no es exactamente así. Te explico por qué.

Dentro del mundo vegetal, los frutos secos —y en particular las nueces— destacan por tener un ratio equilibrado entre omega-3 y omega-6, pero contienen ambos tipos de ácidos grasos —y recuerda que, en el mundo moderno, donde se tiende a la sobreingesta, *a priori* solo carecemos de omega-3—.

En las plantas, la forma predominante de omega-3 es el ácido alfa-linoleico o ALA, que necesita convertirse en EPA y DHA en nuestro organismo para tener funcionalidad antiinflamatoria. En cambio, en los pescados que han comido microalgas encontramos ya EPA y DHA directamente.

Para que el ALA se convierta en EPA o DHA debe atravesar varias etapas enzimáticas (desaturasas y elongasas), y la tasa de conversión es muy baja: se estima que apenas entre un 5 % y un 10 % del ALA ingerido llega a convertirse en EPA, y menos de un 1 % en DHA. Como dato curioso, las personas que siguen una dieta vegana parecen haber desarrollado mayor capacidad de conversión. Pero, en definitiva, no es un aporte suficiente.

Además, la propia matriz de los alimentos vegetales (fibra, antinutrientes como fitatos o taninos) puede dificultar la liberación y absorción de las grasas en el intestino. Y por si ya fuera poco, las enzimas que convierten el ALA también actúan sobre el LA (ácido linoleico, un omega-6). Cuando la dieta aporta mucho LA —muy común en dietas ricas en aceites vegetales refinados—, ese LA capta la mayor parte de la actividad enzimática, reduciendo aún más la conversión de ALA a EPA/DHA.

Por eso, si buscas optimizar tus niveles de EPA/DHA, puedes hacer lo siguiente:

- Combinar distintas fuentes de ALA (nueces, semillas de lino o chía, aceite de oliva).
- Reducir la ingesta de omega-6 (productos ultraprocesados, aceites vegetales...) para favorecer la vía de desaturación del ALA.
- Incluir, si tu dieta lo permite, pescados azules o suplementos de aceite de pescado o microalgas.

Pero ¡ojo! Si ya de por sí los suplementos que consumas deben ser de calidad, más aún cuando se trata del omega-3. Es un ácido graso que se oxida fácilmente, lo que provoca que pierda eficacia e incluso resulte contraproducente, por lo que no es válido cualquier suplemento. La dosis recomendada es de entre 1 y 2 g al día de EPA + DHA, en forma de aceite de pescado purificado, aceite de kril o, para veganos, algas marinas concentradas. Siempre es recomendable buscar suplementos con sello de calidad que garantice la correcta manipulación, contenido y conservación.

Otros suplementos

Ya hemos mencionado en otros capítulos la importancia de los antioxidantes o de la melatonina. Estas carencias, así como la de probióticos, también deben suplementarse, pero al tratarse de productos más específicos y tener relación con otros temas, he decidido detener aquí el asunto de la suplementación, al menos de momento. Solo pretendo que te hagas una pequeña idea de lo importante que es cuidar las cantidades de micronutrientes, ya que, si bien reciben el prefijo «micro» por ser menores cantidades que los grandes grupos (hidratos de carbono, proteínas y grasa), podrían ser también «macro» debido a lo importantes que son para que todo funcione correctamente.

RESUMEN PRÁCTICO

«Que tu alimento sea tu medicina» no es solo una frase bonita: hoy la ciencia la respalda. La alimentación es una herramienta terapéutica real: previene, acompaña tratamientos y mejora la calidad de vida. Cuando comes de forma natural, el cuerpo responde con salud. Y un ejemplo de ello es la dieta mediterránea, que cuando se hace bien es simplemente LA DIETA (el modelo más probado). Y para no fallar, conviene aprender a leer las etiquetas: pocos ingredientes, nombres reconocibles y sin azúcares ni grasas trans.

Comer bien es volver a lo simple: ingredientes reales, cocina casera y disfrute en la mesa. Y, aunque hoy en día la suplementación también cobra sentido debido a las carencias de los alimentos modernos, no son la base. No compensan las carencias dietéticas que deben de mejorarse a través de la alimentación. Y, por supuesto, no deben de usarse sin supervisión de un profesional.

7

EL MÚSCULO, NUESTRO GRAN ALIADO

7.1. Ejercicio por salud, no por estética

¿Alguna vez te has preguntado por qué nos movemos? Quizá al responderte a esta pregunta llegues a entender la verdadera importancia que tiene la incorporación del ejercicio físico en nuestro día a día.

Vivimos en una sociedad en que el ejercicio suele asociarse casi exclusivamente a la apariencia física. Frases como «ponerse en forma», «lucir abdominales», «definir músculos» son las que se asocian claramente con los gimnasios y el deporte. Sin embargo, el verdadero valor del movimiento humano va muchísimo más allá de lo que vemos en el espejo.

Moverse no es solo algo que «esté bien hacer», sino que se trata de una necesidad biológica profunda. Está en nuestro ADN. Somos el resultado de miles de generaciones de seres humanos que, para sobrevivir, tuvieron que caminar largas distancias, correr, trepar, levantar pesos, cazar, recolectar o huir de peligros. Y así es como se desarrolló nuestra especie, no sentados en una cueva viendo el tiempo pasar. En otras palabras, el ser humano está diseñado para el movimiento. Y desde un punto de vista biológico, tiene varias explicaciones fascinantes:

- **Nuestros músculos y huesos se mantienen vivos gracias al movimiento.** Quizá te hayas fijado en las extremidades de las personas que necesitan silla de ruedas, o en aquellas que han ingresado en un hospital durante largos periodos de tiempo. Los músculos que no se usan se atrofian, es decir, pierden volumen. Y no solo los músculos, los huesos también pierden densidad. Al final se ve afectado todo el sistema osteoarticular.

Cada contracción muscular envía señales químicas al cuerpo para construir proteínas, reforzar el tejido óseo y mantener fuertes las articulaciones. De ahí que la inactividad prolongada conduzca a la fragilidad ósea en muy poco tiempo, con pérdidas de funcionalidad e independencia, además de riesgo de fracturas, desequilibrios metabólicos, etc.

- **El corazón y los vasos sanguíneos necesitan estímulo.** El corazón es un músculo y, como tal, se debilita si no se entrena. El ejercicio, sobre todo el que conocemos como «cardio», fortalece su capacidad de bombear sangre y mantiene las arterias flexibles, reduciendo el riesgo de hipertensión y de aterosclerosis. Por tanto, protege sobre todo de las temidas enfermedades cardiovasculares, como comentábamos en capítulos anteriores.

- **El cerebro funciona mejor cuando te mueves.** Moverse activa neurotransmisores como dopamina, serotonina y noradrenalina, que mejoran el ánimo, la concentración y la memoria. Además, el movimiento incrementa el flujo sanguíneo cerebral, aportando más oxígeno y nutrientes a las neuronas. Esto retrasa la aparición de demencias y mejora el rendimiento cognitivo en general.

- **El sistema linfático depende del movimiento.** Es un sistema importante para la inmunidad (transporta células defensivas como los linfocitos y filtra patógenos en los ganglios linfáticos) y para la depuración de toxinas (transporta restos celulares, proteínas sobrantes y otras sustancias de desecho hacia los ganglios, donde pueden ser neutralizadas o eliminadas). Pero a diferencia del sistema circulatorio, no tiene un «corazón» que bombee su líquido. Solo se activa con la contracción muscular, los cambios de presión y el movimiento corporal. Por eso, el movimiento es esencial para evitar que la linfa se estanque, lo que supondría un aumento del riesgo de infecciones y de acúmulo de toxinas, además de hinchazón y sensación de pesadez. Así que, cada vez que dudes si levantarte del sofá, recuerda que no solo mueves músculos..., también estás «bombeando» tu sistema linfático.

- **Somos seres sociales... y activos.** Durante milenios, moverse era también una actividad social: cazar, recolectar, bailar, construir. Hoy, la actividad física sigue teniendo un efecto social positivo, ya que refuerza vínculos y emociones que repercuten también en nuestra regulación interna.
- **La inflamación se mantiene a raya.** Ya hemos comentado que con la contracción muscular durante el ejercicio se produce la liberación de mioquinas, unas sustancias antiinflamatorias y neuroprotectoras. Esto ayuda a frenar la inflamación crónica silenciosa, vinculada a enfermedades crónicas.
- **El metabolismo está diseñado para el gasto energético.** Nuestros ancestros quemaban entre 2.000 y 3.000 calorías (cal) diarias simplemente sobreviviendo. Hoy vivimos en un entorno que nos invita a estar quietos, pero nuestro cuerpo sigue esperando ese movimiento para regular las hormonas, el azúcar en sangre y las grasas. Y es por eso por lo que se produce una mala gestión de los niveles altos de estrógenos, azúcar y grasas, y terminamos enfermando.

Cuanto más músculo tengas, mejor utilizará tu cuerpo la glucosa y las grasas como combustible, lo que disminuirá los niveles de insulina y de marcadores inflamatorios.

En resumen: nuestro cuerpo está programado para moverse. Cuando dejamos de hacerlo, no solo engordamos o perdemos forma física; todo el organismo empieza a funcionar por debajo de sus posibilidades. Por eso, moverse es mucho más que una cuestión estética o de deporte: es una necesidad vital.

Sabiendo esto, espero que dejes de ver el ejercicio como una imposición o un castigo: «Tengo que entrenar para poder comer lo que quiero», «Tengo que moverme para bajar la barriga», «Tengo que hacer cardio para quemar las calorías de ayer».

Este enfoque, además de resultar poco sostenible, es injusto contigo mismo. El ejercicio no debería verse como penitencia, sino como un gesto de autocuidado. Moverse es una inversión de salud a largo plazo, no únicamente una herramienta para cambiar el número de la báscula.

7.2. Que la fuerza te acompañe entrenando

En este capítulo profundizaremos en el papel fundamental que desempeña el entrenamiento de fuerza o de resistencia en la mejora de la salud global, haciendo hincapié en el incremento de la masa muscular, la importancia de seguir rutinas estructuradas y el impacto real, a corto y largo plazo, sobre nuestro bienestar físico y mental.

A lo largo de las últimas décadas, la evidencia científica ha dejado claro que el ejercicio de resistencia no solo sirve para esculpir un cuerpo más tonificado, sino que es imprescindible para mantener y mejorar la salud en múltiples dimensiones. A diferencia del entrenamiento puramente cardiovascular, el trabajo con cargas (pesas libres, máquinas, bandas elásticas o el propio peso corporal) obliga al músculo a adaptarse, creciendo en tamaño —o, como seguramente habrás oído, creando hipertrofia— y en capacidad funcional. Estas adaptaciones son importantes por cuatro motivos, tres de los cuales son clave:

1. **Aumento de la masa magra.** Cuanto mayor sea la cantidad de músculo, mayor será la tasa metabólica en repo-

so. Es decir, que de base existirá un mayor consumo energético. Esto facilita el control del peso corporal. Fíjate. Vas al gimnasio con un amigo o amiga y ambos realizáis el mismo entrenamiento. Puede ser simplemente caminar o correr en la cinta. Pues solamente por tener más masa muscular, tú consumirás más calorías. Así de simple.

2. **Fortalecimiento óseo y articular.** El estrés mecánico que ejercen las cargas sobre los huesos y las articulaciones estimula la remodelación ósea, reduciendo el riesgo de osteoporosis y mejorando la estabilidad articular. No es solamente importante en edades avanzadas, porque, de hecho, en esos momentos suele ser demasiado tarde. Lo realmente importante es el efecto preventivo.

3. **Mejora de la sensibilidad a la insulina.** El músculo es el principal reservorio de glucosa; cuanto mayor es la masa muscular, más eficaz se vuelve el organismo a la hora de regular la glucemia. Y es así porque el consumo de glucosa por parte del músculo es en cierta medida independiente del aumento de insulina.

4. Además, el entrenamiento de fuerza aumenta la **confianza en uno mismo**, genera sensación de logro y ayuda a combatir la llamada «sarcopenia emocional», esa pérdida de vitalidad y autoestima que a veces acompaña al envejecimiento o a periodos de enfermedad.

Un dato interesante es que incluso sesiones breves de veinte o treinta minutos, dos o tres veces por semana, pueden producir beneficios psicológicos significativos, especialmente si se convierten en un hábito. La clave reside en la constancia.

Puede que ahora te preguntes: «Vale, lo he entendido..., pero ¿cómo y cuánto debo entrenar para obtener todos esos beneficios?». ¡Pues sigue leyendo para despejar las dudas! Aunque existen variantes y matices, podemos agrupar el entrenamiento de fuerza en tres grandes modalidades:

- Entrenamiento de resistencia progresiva. Implica aumentar gradualmente la carga (peso) o el volumen (repeticiones, series) a medida que el músculo se adapta. Está respaldado por estudios que muestran incrementos sostenidos de fuerza y masa muscular cuando se aplican principios de sobrecarga progresiva de forma consistente.
- Entrenamiento de volumen moderado-alto. Combina series de ocho a quince repeticiones con descansos controlados (60-90"). Este rango favorece la hipertrofia y es muy utilizado, tanto en población sana como en la que está en rehabilitación.
- Entrenamiento excéntrico. Hace hincapié en la fase de alargamiento del músculo (bajada controlada). Es eficaz para inducir microlesiones musculares que, con una nutrición y un descanso adecuados, derivan en crecimiento y fortaleza muscular.

Cada modalidad tiene aplicaciones específicas (rehabilitación, rendimiento deportivo, antiaging), pero todas convergen en el beneficio global de mejorar la composición corporal y la salud metabólica.

La buena noticia es que no necesitas vivir en el gimnasio para transformar tu salud. Las recomendaciones de organismos internacionales como el American College of Sports Medicine (ACSM) o la OMS indican:

- Mínimo dos o tres días por semana de entrenamiento de fuerza.
- Trabajar todos los grupos musculares principales (piernas, glúteos, espalda, pecho, hombros, brazos y core).
- Realizar entre dos y cuatro series por ejercicio, con entre ocho y quince repeticiones por serie.
- Escoger un peso con el que te cueste completar las últimas repeticiones, pero que puedas mover con buena técnica.
- Descansar cuarenta y ocho horas entre sesiones para permitir la recuperación.

Si eres principiante, el trabajo con bandas elásticas, máquinas guiadas o ejercicios con el propio peso corporal (sentadillas, flexiones, zancadas, planchas) es una excelente forma de empezar. Con el tiempo, podrás progresar a pesos libres o rutinas más complejas.

Importante: más no siempre es mejor. Entrenar fuerza cinco o seis días por semana sin descanso puede acabar produciendo fatiga, sobrecarga o incluso lesiones. La clave está en la dosificación inteligente.

Otro error frecuente es pensar que el entrenamiento de fuerza es solo cosa de jóvenes o de quienes quieren un físico fitness. Nada más lejos de la realidad.

- En jóvenes, es una herramienta excelente para formar huesos fuertes, prevenir lesiones deportivas y establecer hábitos que durarán toda la vida.
- En adultos, ayuda a preservar la masa muscular, mantener un peso saludable y proteger la salud metabólica.
- En mayores de sesenta años, es fundamental para prevenir la sarcopenia (pérdida de masa y fuerza muscular), que incrementa el riesgo de caídas, fracturas y pérdida de autonomía.

Incluso las personas de setenta, ochenta o noventa años pueden ganar fuerza y músculo si se entrenan de forma adaptada. Estudios con ancianos que viven en residencias han mostrado mejoras significativas en fuerza de piernas, equilibrio y velocidad al caminar, tras solo doce semanas de entrenamiento supervisado. ¡Nunca es tarde para empezar! La clave está en reconocer la condición personal (cultural, física y social) de cada uno para adaptarlo a sus necesidades.

Y sí, tranquilo, que vamos a dar respuesta a la pregunta más demandada de la historia del ejercicio en la vida moderna. ¿Es mejor combinar ejercicio cardiovascular y fuerza? La respuesta es sí. El cuerpo humano está diseñado tanto para moverse de forma sostenida (caminar, correr, nadar) como para superar esfuerzos intensos (levantar, empujar, saltar). Cada tipo de ejercicio aporta unos beneficios determinados y complementarios con los otros:

- **El ejercicio cardiovascular (aeróbico)** mejora la capacidad pulmonar y cardiaca, ayuda a regular la presión arterial, favorece el metabolismo de las grasas y tiene un efecto antidepresivo. Además, es clave para la salud vascular y para mantener un peso corporal saludable.
- **El entrenamiento de fuerza (resistencia o anaeróbico)** conserva y aumenta la masa muscular, protege los huesos, mejora la sensibilidad a la insulina, fortalece tendones y articulaciones, y es esencial para mantener la autonomía funcional a lo largo de la vida. También ejerce un potente efecto antiinflamatorio y protector a nivel cerebral.

Si solo entrenas cardio, puedes mejorar tu salud cardiovascular, pero corres el riesgo de perder masa muscular, sobre todo si estás en déficit calórico. Si entrenas solo fuerza, proteges el músculo y los huesos, pero puedes quedarte corto en beneficios cardiovasculares. La sinergia entre ambos es lo que genera una salud integral. Así que, a las recomendaciones generales que dábamos con el ejercicio de fuerza, tenemos que añadir:

- Mínimo 150-300 minutos semanales de actividad moderada (caminar rápido, bicicleta suave, nadar, bailar).
- O al menos 75-150 minutos semanales de actividad vigorosa (correr, HIIT, ciclismo intenso).
- Distribuidos en varios días (idealmente 3-5 días por semana).

Pero la realidad es que, aunque la ciencia nos diga que debemos cumplir con ciertos pasos, ciertas horas y cierta duración de ejercicio físico, lo ideal es que tengas en mente el concepto de mantenerte activo. Si sigues pensando en tener que ir al gimnasio por obligación, la adherencia al ejercicio se terminará desmoronando. Busca una actividad que te guste y que disfrutes, compártela con amigos o familia, o únete a grupos deportivos y clubes si hace falta. Lo que sea con tal de lograr que el deporte forme parte de tu rutina y te guste, igual que te gustan otras actividades y aficiones. Y es que esa rutina es la que podrás mantener con mayor seguridad a largo plazo y, por tanto, la que mayor impacto va a tener.

Para cerrar este capítulo, desmontemos algunas creencias que todavía circulan:

- **«Entrenar fuerza me hace demasiado grande»:** La mayoría de las personas no desarrolla grandes volúmenes musculares salvo que lo busque de manera específica, con rutinas y alimentación diseñadas para ello. Para la gran mayoría, entrenar fuerza solo produce firmeza y definición, no un volumen excesivo.
- **«Las mujeres no deben levantar peso»:** Falso. Las mujeres se benefician tanto o más que los hombres del entrenamiento de fuerza, sobre todo por la protección que ofrece frente a osteoporosis, flacidez y cambios hormonales.
- **«Si quiero perder grasa, solo necesito cardio»:** El cardio ayuda a quemar calorías, pero sin fuerza perderás también músculo. El entrenamiento de fuerza asegura que la pérdida de peso sea principalmente grasa, y no tejido magro.

RESUMEN PRÁCTICO

Durante mucho tiempo hemos asociado el ejercicio con la estética, con «ponerse en forma» o «lucir músculos». Pero moverse no es un capricho, es una necesidad biológica. Nuestro cuerpo está diseñado para el movimiento: cada paso, cada contracción muscular envía señales que fortalecen huesos, articulaciones y metabolismo. El corazón se vuelve más eficiente, el cerebro se oxigena y produce neurotransmisores que mejoran el ánimo, la memoria y la concentración. Incluso el sistema linfático, clave en la inmunidad y la depuración, solo funciona cuando nos movemos. No movernos nos apaga por dentro: perdemos masa muscular, densidad ósea, energía, equilibrio metabólico y bienestar emocional. Por eso no se trata de tener un cuerpo perfecto, sino un cuerpo funcional, vivo, capaz. Entrenar fuerza y combinarla con ejercicio cardiovascular es la fórmula ideal. Es la medicina más antigua, accesible y poderosa que tenemos.

8

DEMASIADOS CORTOCIRCUITOS. RECUPERANDO EL CONTROL

8.1. Huyendo del caos para llegar a la calma

¿Sabías que biológicamente podemos compensar el efecto perjudicial del estrés en nuestro cuerpo?

Vivimos convencidos de que el estrés es nuestro enemigo declarado, un monstruo que acecha la salud física y mental. Y no sin razón: como hemos visto, cuando se convierte en algo crónico, nos puede destrozar silenciosamente el equilibrio interno. Sin embargo, lo que pocas veces se nos cuenta es que el cuerpo tiene la capacidad de resetearse.

No está escrito en piedra que, si en algún momento de nuestra vida hemos sufrido estrés intenso, vayamos a quedar «dañados» para siempre. Todo lo contrario: poseemos en el organismo mecanismos que nos permiten modular la respuesta al estrés, amortiguar sus efectos y reconstruir la armonía interna que se pierde cuando vivimos constantemente al límite.

Hasta hace pocas décadas, la ciencia pensaba que el cerebro humano era una estructura rígida, condenada a permanecer igual desde la infancia hasta el envejecimiento. Hoy, gracias a numerosos avances, sabemos que es absolutamente falso. El cerebro es un órgano plástico, capaz de modificar sus conexiones neuronales a lo largo de toda la vida.

Cada vez que afrontamos una situación de estrés, el cerebro activa circuitos específicos para poner en marcha la respuesta de alerta. Inicialmente se plantean como «rutas alternativas» para resolver la situación puntual, ya que la base normal sigue siendo el estado de calma. Pero si la situación en cuestión se repite de forma constante, esos caminos se convertirán en una especie de «autopistas neuronales», cada vez más rápidas y automáticas. Así es como el estrés crónico se consolida: el cerebro aprende a reaccionar siempre igual, incluso cuando el peligro real ya no existe.

Pero la gran noticia viene ahora: lo aprendido se puede desaprender. Esos mismos circuitos pueden remodelarse. Nuevas experiencias, nuevas emociones, nuevas interpretaciones de lo que nos rodea pueden desactivar las autopistas de alerta y construir sendas más calmadas. Lo llamamos «neuroplasticidad».

Tu cerebro tiene la capacidad de:

- Reducir la hiperactividad de regiones como la amígdala, que es el centro del miedo y la alarma.
- Fortalecer áreas como la corteza prefrontal, encargada de la toma de decisiones racionales y del autocontrol.
- Aumentar la producción de sustancias como el BDNF (factor neurotrófico derivado del cerebro), que favorece el crecimiento de nuevas neuronas y conexiones.

Por eso, aunque hayamos pasado por periodos prolongados de estrés, no estamos condenados a vivir en alerta para siempre. El cerebro puede resetearse. Pero ¡para ello le debemos enseñar de nuevo!

Hay otro término apasionante que quiero que conozcas: «**alostasis**». Es la capacidad que tiene el cuerpo de alcanzar de nuevo la estabilidad a través del cambio que lo ha desestabilizado. Quizá te suene menos que la homeostasis, ¿recuerdas?, esa idea de que el cuerpo busca mantener siempre el mismo equilibrio interno (temperatura, pH, frecuencia cardiaca). Pues bien, la realidad es que el cuerpo, más que mantener un único estado, necesita adaptarse continuamente a las circunstancias que lo rodean. Eso es la alostasis. Por ejemplo, si subes corriendo una escalera, el corazón se te acelera, la respiración se hace más profunda y liberas más energía. Esa es una respuesta adaptativa que, una vez terminado el esfuerzo, vuelve a la calma.

El problema aparece cuando el cambio se prolonga tanto que deja de ser adaptativo. Cuando el estrés se convierte en nuestro estado basal, pasamos a lo que se llama **sobrecarga alostática**, y el organismo paga el precio correspondiente por estar continuamente adaptándose:

- Inflamación crónica.
- Desgaste de órganos y tejidos.
- Alteraciones hormonales persistentes.
- Aumento del riesgo de enfermedades cardiovasculares, metabólicas o mentales.

La clave, por tanto, no es eliminar el estrés —eso resulta imposible, y si te lo venden así, mal vamos—, sino enseñar al cuerpo a volver a la calma. «Resetear» significa rebajar esa sobrecarga alostática y permitir que nuestro organismo se recupere.

Otra pieza del puzle que debemos comprender para poder resetearnos es cómo el estrés crónico se vincula con nuestra temida **inflamación de bajo grado**.

Además, existe un círculo vicioso que resulta peligroso: más estrés → más inflamación → más sensación de fatiga, dolor y malestar → más estrés.

Por eso, resetear el organismo implica también romper el bucle inflamatorio. Y la buena noticia es que nuestras células son capaces de revertir parte del proceso si reciben las señales correctas.

Lo que necesitamos entonces es encontrar los mecanismos que nos ayuden a neutralizar el estrés. Y para ello disponemos del **sistema nervioso autónomo**. Esa parte de nuestro organismo que trabaja las veinticuatro horas sin que tengamos que pensar en ello y que regula funciones biológicas básicas (frecuencia cardiaca, respiración, digestión, tensión arterial).

Cuando vivimos estresados, el sistema simpático está hiperactivo y el parasimpático queda relegado, como ya sabes. Pero lo increíble es que hoy sabemos que sí podemos influir voluntariamente en ese equilibrio. A través de estímulos sencillos como la respiración lenta, la exposición al frío, el canto, el contacto social o incluso la risa podemos activar el nervio vago, la principal vía del sistema parasimpático.

Por eso decimos que el nervio vago es nuestro botón interno de reset, de reinicio. Aprender a estimularlo es una de las estrategias más poderosas que tenemos para amortiguar el estrés y prevenir su cronificación. Porque precisamente en los casos de «activación prolongada», digamos que tu sistema nervioso deja de ser tan... simpático. Me entiendes, ¿verdad?

También hemos hablado mucho del cortisol como hormona estrella del estrés. Pero quiero insistir en algo: el cortisol también es modulable. No estamos destinados a tenerlo alto toda la vida.

Factores como la luz solar, el sueño reparador, el ejercicio físico moderado, los horarios regulares de comida y los ritmos circadianos tienen un enorme impacto sobre cómo y cuándo liberamos cortisol. Mantenerlo bajo control protege a todos los sistemas de nuestro organismo.

Para ello es necesario que enseñemos de nuevo al cuerpo a regular su reloj interno, de modo que el cortisol suba cuando debe (por la mañana) y baje cuando toca descansar.

Todo esto nos lleva a una conclusión poderosa: **resetear es posible**. Nuestro cuerpo es increíblemente adaptable. Puede salir de un estado de alerta crónica y reconstruir el equilibrio perdido. Las autopistas neuronales del estrés pueden desactivarse. La inflamación puede reducirse. El estrés oxidativo puede neutralizarse. El sistema nervioso puede aprender a vivir en calma. Y así, con casi todo.

Lo más importante es que esto se consigue a través de pequeños hábitos que envían al cuerpo el mensaje de que ya no está en peligro, de que puede estar en calma. La verdadera revolución ocurre cuando entendemos que el estrés no nos define. Y que, con conocimiento y conciencia, siempre somos capaces de elegir volver a la calma.

8.2. Queremos un psicólogo en nuestra vida

Después de haber entendido cómo el estrés afecta cada rincón del organismo, una cosa queda clara: necesitamos ayuda en la vida moderna para sostenernos emocionalmente. Y no, no me refiero solo a acudir al psicólogo por sistema. Me refiero a entender, en primer lugar, la situación emocional en la que vivimos y las cargas a las que estamos sometidos, de las que muchas veces no somos conscientes.

Lo cierto es que el ser humano no estaba preparado para vivir a este ritmo. Y sin que te des cuenta... ¡Zas! Ya estás metido en el caos diario, con el que seguramente tengas una relación de amor-odio.

Seguro que más de una vez has oído eso de «hay que tirar adelante». Y ahí estás tú, simplemente aguantando, apretando los dientes, pensando que ya vendrán tiempos mejores. Y sí, a veces vienen sin más, pero otras veces no. O sí..., pero dejando secuelas. El estrés emocional no se resuelve con frases como:

«Yo no tengo tiempo para ponerme mal».

«Esto es lo que hay, ya me acostumbraré».

«Mucha gente está peor que yo, no me puedo quejar».

«Ya descansaré cuando todo se calme».

Estas ideas son muy aceptadas hoy en día, incluso me atrevo a decir que se aplauden. Pero internamente son como combustible para el cortocircuito. Porque mientras tú sigues funcionando por fuera, tu sistema nervioso, el sistema inmune y los neurotransmisores están pidiendo ayuda a gritos. Tu cuerpo, esa máquina casi perfecta, echa humo, pero no lo sientes.

Lo que empieza como cansancio emocional acaba transformándose en insomnio, ansiedad, niebla mental, dolores físicos o enfermedades que nadie consigue explicarte del todo. Y es entonces cuando aparece esa voz interna que dice: «No sé qué me pasa. Ya no soy yo». Ahí es donde muchas veces, por fin, se cruza el umbral y se pide ayuda. Pero ¿y si ya es demasiado tarde?

Pues déjame decirte algo: el impacto del estrés no se resuelve solo con fuerza de voluntad.

Dentro del sistema límbico —la parte emocional del cerebro— hay una estructura pequeña, con forma de almendra, que actúa como una especie de alarma de incendios emocional. Se llama «amígdala cerebral» y es uno de los centros clave en la respuesta al estrés. Cuando percibimos una amenaza, sea real o imaginada, la amígdala se activa de inmediato, incluso antes de que podamos procesar racionalmente lo que está ocurriendo. Es como si dijera: «¡Peligro! ¡Prepara el cuerpo para huir o luchar!». Esto desencadena automáticamente la activación de todos los sistemas y mecanismos que ya conoces para poder defendernos: liberación de adrenalina y cortisol, activación del sistema nervioso simpático —que a veces no lo es tanto—, etc.

Lo más curioso es que la amígdala no distingue bien entre una amenaza física real (como un coche que viene hacia ti) y una emocional (como una crítica, una discusión o un recuerdo doloroso). Y si está hiperactivada, reacciona de forma exagerada incluso ante situaciones cotidianas, como una mirada de desaprobación o una notificación en el móvil que te hace anticipar malas noticias. Cuando estamos sometidos a un estrés sostenido —ya se deba al trabajo, relaciones, enfermedad o traumas emocionales—, la amígdala se hipertrofia, es decir, aumenta su volumen y sensibilidad. Esto significa que:

- Se activa con más facilidad.
- Percibe amenazas donde no las hay.
- Cuesta más «apagarla» una vez está encendida.

Esto crea un estado de hipervigilancia emocional constante en el que el sistema nervioso vive siempre preparado para el peligro. Como resultado, el cuerpo mantiene activada la respuesta de estrés, incluso cuando objetivamente «todo está bien».

En este contexto, el acceso a funciones racionales y calmantes del cerebro —como la corteza prefrontal— se ve limitado. Es por eso por lo que en situaciones de estrés crónico...:

- Nos cuesta pensar con claridad.
- Perdemos perspectiva.
- Reaccionamos de forma impulsiva.
- Sentimos que no podemos «controlarnos».

La buena noticia es que la amígdala también puede desactivarse y reeducarse. Existen formas de enviarle el mensaje de que ya no hay peligro. Y no se hace con lógica ni pensamiento positivo, sino con experiencias corporales y emocionales de seguridad. Algunos factores que ayudan a modular la actividad de la amígdala son precisamente aquellos que estimulan el nervio vago/sistema nervioso parasimpático:

- Terapia emocional (procesamiento de traumas, regulación de emociones).
- Prácticas de respiración y mindfulness.
- Ejercicio físico regular.
- Contacto social seguro y vínculo afectivo.
- Sueño reparador.

En resumen: la amígdala aprende a través de la experiencia. Con el entorno adecuado, puede dejar de sonar la alarma cada vez que alguien sube el tono de voz o te recuerda un momento difícil.

Después de lo que te he contado, estarás de acuerdo conmigo en que necesitamos un espacio donde poder sostenernos dentro del caos. Y muchas veces no es posible sin un proceso terapéutico, mediante el cual aprendamos de nuevo a bajar la guardia. Porque es así, tal cual; llega un punto en el que hay que aprender a desactivarse (o lo que es lo mismo, desaprender el hecho de estar en hiperactivación).

El problema no es solo el trabajo, las circunstancias familiares o el ritmo de vida. El problema suele ser cómo llegamos a hablarnos a nosotros mismos mientras todo eso sucede. Esa autoexigencia que no da tregua. Esa necesidad de control. Ese miedo a decepcionar. Esa culpa que se cuela en cada momento de descanso. Ese constante «tengo que». Y no viene del exterior. Viene de nuestra historia, de cómo nos han educado y de cómo hemos decidido, a lo largo de los años, tomarnos las cosas.

A ello se le suma el problema de que, durante años, la salud mental ha sido relegada a un plano secundario, como si solo debiera tenerse en cuenta cuando ya no se puede más. Como si fuera algo de «locos», de gente débil, de aquellos que no saben gestionar sus problemas. Pero no hay nada más alejado de la realidad. Cuidar tu salud mental no es un lujo, es una necesidad fisiológica.

Nos hemos acostumbrado a invertir tiempo, dinero y energía en cuidar el cuerpo: gimnasio, suplementos, alimentación consciente, rutinas de skincare, masajes... Y está bien. Hay que saber que todo eso suma. Pero ¿dónde está aquí el espacio para la **higiene emocional**? Vamos acumulando conflictos no resueltos, pequeñas traiciones personales, duelos sin despedida, frustraciones, miedos no nombrados, exigencias heredadas. Todo eso genera ruido interno. Y llega un momento en que el cuerpo hace de altavoz de todo lo que callamos. Porque no hemos «limpiado» la suciedad de nuestra cabeza y nuestras emociones. Literalmente, no nos damos tiempo. Pues bien, lo que voy a contarte no es una metáfora, aunque lo parezca; es ciencia. Y es que el cuerpo recuerda lo que la mente intenta enterrar. La ciencia ya ha demostrado que las experiencias emocionales intensas y no resueltas tienen un impacto real sobre el sistema inmunológico y el metabolismo. Así que tus emociones también pueden inflamarte y enfermarte.

Por eso no resulta exagerado decir que ir a terapia es una forma de **intervención biológica**. Es trabajar sobre las bases que mantienen encendida la respuesta de estrés para que, finalmente, el cuerpo pueda descansar. Si en algún momento llegas a reconocer que necesitas un psicólogo, no es una señal de debilidad; es una muestra de madurez y respeto hacia uno mismo, alguien que quiere sobrevivir al caos de la vida moderna.

RESUMEN PRÁCTICO

El estrés es un estado que el cuerpo puede aprender a regular, volviendo al equilibrio sin quedar atrapado en una sobrecarga dañina. Porque vivir en alerta constante tiene un precio: inflamación, desajustes hormonales, fatiga y pérdida de bienestar. Sin embargo, regulando el sistema nervioso y la liberación de cortisol a través del estilo de vida (con descanso, movimiento, respiración consciente, luz natural y vínculos saludables), podemos romper ese bucle. Y no solo se trata del cuerpo, también de la mente. La higiene emocional es tan necesaria como comer bien o entrenar. En la vida moderna nos hemos alejado de lo que de verdad equilibra la balanza, pero siempre estamos a tiempo de repararlo y enseñar de nuevo al cuerpo cómo volver a la calma.

9
LA RUTINA TAMBIÉN ES TERAPIA

9.1. A nuestra vida le falta ritmo (circadiano)

Nuestro cuerpo está diseñado para seguir un compás a lo largo de la vida. Desde los primeros días de existencia humana, nuestra biología ha aprendido a sincronizarse con los ciclos naturales de luz y oscuridad, de alimentación y ayuno, de actividad y descanso. Pero en algún punto del camino, la vida moderna ha empezado a interrumpir ese ritmo interno.

Ahora dormimos cuando toca trabajar, comemos a deshoras, nos sobreexponemos a la luz artificial de noche y vivimos desconectados de la cadencia natural que los genes reconocen como salud. ¿Te suena?

Nuestro reloj biológico aún recuerda cómo se hace, pero necesita que lo escuchemos. La cronodisrupción ha dejado de ser ya un problema individual para pasar a convertirse en un fenómeno colectivo. Trabajamos bajo luces blancas desde que amanece hasta mucho después de que se haya hecho de noche. Salimos de casa sin ver el sol y volvemos sin haberlo tocado. Hacemos ejercicio intenso a las 21.30 y cenamos a las 23.00 frente a una pantalla. Dormimos menos de lo que necesitamos y encima lo hacemos mal. Y estamos orgullosos de ello.

Porque sí, porque nuestro cuerpo aguanta lo que le echemos, ¿no?

Pues no. Lo que ocurre realmente viviendo de esta forma,

y mientras tú no te das cuenta, es que el sistema circadiano no está siendo silenciado sin consecuencias. En realidad, ni siquiera puedes silenciarlo: simplemente lo desajustas. Porque sigue funcionando, solo que fuera de ritmo, desacompasado. Y este desorden se manifiesta en forma de inflamación, alteraciones hormonales, dificultad para dormir, trastornos metabólicos y fatiga persistente.

¿Alguna vez has sentido que lo estás haciendo todo «bien» y que aun así no descansas, no rindes o no te sienta bien la comida? Muchas veces la raíz no está en lo que haces, sino en cuándo lo haces. Porque el cuerpo no solo responde al estímulo. Responde al momento en que recibe el estímulo.

Esto se aplica a:

- Comer.
- Dormir.
- Exponerse a luz natural o artificial.
- Socializar.
- Realizar ejercicio.
- Concentrarse o desconectar.

Cada una de estas acciones tiene una ventana de tiempo óptima para que el cuerpo la reciba como algo favorable. Fuera de esas ventanas, el mismo hábito puede volverse un factor de estrés biológico.

Por ejemplo: entrenar a las 7.00 puede darte energía para el día; a las 22.00 puede interferir con tu descanso. Cenar a las 20.00 favorece la digestión y el descanso; a medianoche fuerza el sistema digestivo en plena fase de reparación. Mirar el móvil a las 8.00 te conecta con el día; a las 00.30 te desconecta del sueño.

Y aunque estos efectos son sutiles en el corto plazo, a largo plazo se acumulan como una forma de ruido circadiano constante que entorpece las funciones biológicas profundas. Piensa que cualquier actividad y reacción interna del organismo va precedida de una liberación hormonal, unas vías de señalización y unos plazos de ejecución. Si volvemos loco a este sistema de información, el mensaje se distorsiona, de modo que la acción acabará ejecutándose de manera errónea.

Muchos discursos sobre salud hablan de disciplina: fuerza de voluntad, constancia, autocontrol. Pero más que disciplina, quizá lo que nos falta es ritmo. Porque el cuerpo no quiere que le impongas, quiere que le devuelvas el compás que ha perdido.

Y ese compás se marca desde lo básico:

- Ver la luz del sol por la mañana.
- Comer más temprano.
- Apagar las pantallas antes de dormir.
- Respetar el cansancio cuando aparece.

Ay... ¡Ojalá tu cuerpo tuviera voz para que pudieras escucharlo!

Vivimos en un mundo que cambia a cada minuto, y eso no permite que nuestro cuerpo y mente puedan seguir un orden. Imagínate que cada vez que entrases a trabajar, tu jefe te diera unas tareas distintas que nunca antes hubieras realizado o que no tuvieras previstas para ese momento del día, cuando ya te hubieras organizado y preparado para hacer tu trabajo de una determinada manera. Te enfadarías, gritarías y al fin tendrías que hablar con tu jefe porque «así no puedes seguir», ¿verdad? Pues ocurre lo mismo con tu cuerpo, y tú eres su jefe. Las rutinas son una forma de protección para saber qué es lo que toca en cada momento.

De hecho, los estudios más recientes demuestran que no solo la duración del sueño o la calidad de la alimentación importan, sino la regularidad con la que dormimos, comemos y descansamos. Las personas con horarios irregulares —aunque duerman ocho horas algunos días— tienen más riesgo de sufrir enfermedades metabólicas y trastornos del estado de ánimo.

Volver al ritmo circadiano natural no implica irnos a vivir al campo ni desconectarnos del mundo digital. Oye, si puedes hacerlo, genial, pero lo más seguro es que en la mayoría de las personas suponga un cambio radical innecesario. Es suficiente con hacer pequeñas correcciones en el día a día que ayuden al cuerpo a orientarse mejor.

Te dejo una lista de algunas de las reacciones que se desajustan en tu cuerpo cada vez que vives «fuera de ritmo»:

- Dormir mal o a deshora: Baja la melatonina y aumenta el cortisol nocturno. Consecuencias: insomnio, inflamación, fatiga.
- Despertarse sin luz solar: Baja la activación del eje adrenal y se reduce la dopamina. Consecuencias: cansancio matutino, bajo estado de ánimo.
- Comer tarde o a horas variables: Cambia la sensibilidad a la insulina, se eleva más la glucosa tras las ingestas. Consecuencias: mayor riesgo de sobrepeso, resistencia a la insulina.
- Exponerse a pantallas por la noche: Baja la secreción de melatonina. Consecuencias: dificultad para conciliar el sueño y regular sus fases.
- Ejercicio intenso de noche: Aumenta el cortisol tardío. Consecuencias: interferencia con las fases profundas del sueño.
- Cenas copiosas a altas horas: Aumenta el cortisol, aumenta la temperatura corporal y se bloquea la reparación digestiva. Consecuencias: mal descanso, digestión lenta, alteraciones en la microbiota.
- Desfase en horarios diarios (trabajo por turnos, jet lag): Desincronización del núcleo supraquiasmático. Consecuencias: desajuste hormonal, inmunológico y cognitivo.
- Estrés mantenido sin periodos de relajación suficientes: Elevación sostenida de cortisol, con reducción de la serotonina, y del GABA. Consecuencias: ansiedad, irritabilidad, insomnio, inmunodepresión, alteraciones metabólicas...

Esta lista no busca generar alarma, sino conciencia. Porque entender cómo impacta sobre nuestra biología el momento en que hacemos las cosas es el primer paso para poner un poco más de orden a lo que hemos desordenado sin darnos cuenta.

9.2. El sueño también necesita higiene

Sabemos que dormir es necesario. ¡Todo el mundo lo dice! Y lo decimos convencidos, además. Pero luego, en la práctica, tratamos el sueño como si fuera una función secundaria. Una opción y no una obligación. Algo que se hace «cuando se puede», y si viene bien. Algo que se puede postergar, acortar, alterar o sacrificar en función del trabajo, del ocio, de las obligaciones...

¡Qué gran error! Cada vez que quitamos calidad al descanso le estamos robando salud al cuerpo. Porque el sueño no es una pausa: es un proceso activo y profundamente reparador. Es el momento en que el cuerpo repara tejidos, desactiva la inflamación, reorganiza las emociones, depura toxinas cerebrales y regula los sistemas metabólicos. Dormir es una terapia nocturna. Y como toda terapia, necesita un cuidado, una higiene.

¿Has oído hablar alguna vez de la higiene del sueño?

No, no significa tener una cama bonita o una almohada viscoelástica —aunque ayuda, desde luego—. Significa crear las condiciones biológicas, mentales y ambientales necesarias para que el cuerpo entienda que es hora de apagar, reparar y resetear.

Podríamos definir la higiene del sueño como «el conjunto de hábitos y rutinas que favorecen un sueño profundo, continuo y restaurador». Y ello dependerá, claro está, de cuántas horas dormimos, pero también de a qué hora nos acostamos, qué hacemos justo antes de dormir, qué comemos (y cuándo), cómo está regulado el entorno y qué tipo de luz, temperatura o estimulación recibe el cuerpo en las horas previas.

Dormir bien no es casualidad. Es consecuencia de las decisiones que tomes sobre tu descanso. Y ahí es donde podemos actuar.

¿Te suena familiar lo siguiente?: estás agotado o agotada todo el día, pero llega la noche y no puedes dormir. El cuerpo te pide descanso, pero tu mente está en bucle. Tienes demasiadas tareas pendientes, discusiones sin zanjar, las redes sociales que echan humo... Y si por fin logras dormir, te despiertas en mitad de la noche con los pensamientos en marcha.

Este tipo de insomnio, el más común hoy en día, no es por falta de cansancio, es por exceso de estímulo.

El problema es que no le damos al cuerpo señales coherentes para equilibrar el descanso. Si lo que quieres es dormir, ¿por qué te expones a todo esto?:

- Luz azul a las 23.30.
- Trabajo mental a última hora.
- Cenas tardías y copiosas.
- Conversaciones intensas o discusiones nocturnas.
- Pensamientos sin freno.
- Entrenos en un gimnasio que abre hasta la madrugada.

¡No puedes entrar en la cama con el sistema simpático encendido, esperando que por arte de magia el cuerpo cambie de marcha! De esta forma, lo que recibe el cuerpo es una mezcla confusa. Y ante la duda, el sistema nervioso opta por mantenerse alerta. Porque no puede apagar el sistema cuando aún parece que estamos en medio de la actividad o de un posible peligro —recuerda que muchas veces el cerebro no lo diferencia—. Es supervivencia pura.

Una de las claves de la higiene del sueño es entender que no se duerme desde el momento en que uno se mete en la cama. Se empieza a dormir antes: cuando cae la luz, cuando disminuye el estímulo, cuando los ritmos internos se alinean con la calma externa. Porque es cuando empiezan a darse las señales de que debe ocurrir el sueño.

Dormir bien no depende de una sola acción, sino de una cadena de pequeños actos que le dicen al cuerpo: «Ya puedes descansar». Algunos de estos mensajes son:

- Bajar la intensidad lumínica al atardecer.
- Evitar comidas pesadas a última hora.
- Dejar el móvil fuera del dormitorio.
- No entrenar a alta intensidad por la noche.
- Reducir el consumo de noticias, pantallas y preocupaciones antes de dormir.

Pero, claro, tampoco se trata de ser extremista. Se trata de crear un ambiente fisiológicamente coherente con el descanso. Y está claro que todos tenemos días en los que dormimos peor (una quedada con amigos, un bebé que no deja de llorar, un viaje nocturno...). La clave está, como siempre, en intentar que el día a día funcione lo mejor posible, para que no tengan tanto peso los días puntuales.

La deuda de sueño se paga a la larga con mayor riesgo de enfermedades metabólicas, alteraciones del estado de ánimo, disminución de la memoria y la concentración, menor rendimiento deportivo, mayor inflamación sistémica, disminución de la capacidad de gestionar nuestras emociones...

Vivimos en una cultura que romantiza el cansancio, en la que decir «He dormido solo cuatro horas» suena a compromiso, productividad o esfuerzo. ¡Pues no! Dormir poco no es un trofeo. Al revés, es un recorte en tu capacidad de pensar, decidir, regular las emociones, metabolizar correctamente la comida, defenderte de virus y hasta regenerar tejidos dañados.

Así que, si no llevas una buena higiene del sueño, empieza ya a incorporar en tu rutina nocturna algunas transiciones suaves que vayan desactivando ese estado de alerta con el que sueles acostarte:

- Rutinas predecibles.
- Silencio progresivo.

- Oscuridad gradual.
- Luz roja o anaranjada al final del día.
- Actividades que frenen la mente y activen el cuerpo para-simpático (leer, baños relajantes, meditar...).

RESUMEN PRÁCTICO

Nuestro cuerpo está programado para seguir un ritmo: el de la luz y la oscuridad, la actividad y el descanso, el hambre y la saciedad. Pero la vida moderna nos ha descompasado el reloj interno. Esta desconexión, llamada «cronodisrupción», genera problemas de salud a largo plazo. El cuerpo no responde igual si entrenas, comes o miras una pantalla a medianoche que si lo haces en su momento natural. No le falta disciplina: le falta ritmo. Recuperar el compás implica volver a lo básico: ver el sol por la mañana, comer más temprano, apagar pantallas al anochecer... Dormir, de hecho, no es una pausa, es una terapia nocturna en la que se reparan tejidos, se depuran toxinas y se restablece el equilibrio hormonal. Sin ritmo y sin descanso, ni el mejor alimento ni el mejor entrenamiento pueden hacer su trabajo.

10
MÁS VENENOS NO, GRACIAS

10.1. El detox como nunca antes te lo habían contado

La palabra «detox» se ha prostituido mucho. Se ha convertido en un reclamo comercial, en una promesa rápida, en el título de una dieta de tres días con batidos verdes... Sin embargo, detox no es eso. Y tu cuerpo lo sabe. El verdadero detox no ocurre en una botella ni en un zumo. Ocurre cada día, a cada minuto, dentro de ti. Y no depende de comprar un producto, sino de respetar los mecanismos que el cuerpo ya tiene para eliminar, depurar, filtrar y restaurar el equilibrio.

Debemos redefinir esta palabra desde la biología, y no desde el marketing. Porque hablar de detox no es hablar de moda. No es una etiqueta ni una tendencia, sino hablar de determinados procesos que ocurren en nuestro organismo y sin los cuales resultaría imposible mantener un estado saludable. Por tanto, se trata de algo mucho más complejo que lo que puede transmitir un letrero con la palabra «detox» sobre un fondo verde mientras una modelo guiña el ojo en un plano más alejado, por ejemplo.

El cuerpo está diseñado para defenderse de toxinas, limpiarse y repararse. Nuestro sistema de detoxificación natural es extraordinario, involucra principalmente el hígado, pero también los riñones, los pulmones, la piel, el sistema linfático y el intestino.

Este sistema actúa en dos fases principales:

- **Fase I: Transformación.** Se dan reacciones de oxidación, reducción e hidrólisis. En la transformación, el hígado convierte las sustancias lipofílicas (solubles en grasa) con tendencia a acumularse en formas más manejables para que sean eliminadas. A veces, estas sustancias intermedias pueden ser incluso más tóxicas que las originales si no se eliminan rápidamente. Por eso es muy importante que también funcione adecuadamente la siguiente fase del proceso.
- **Fase II: Conjugación.** Hay reacciones que consisten en mezclar el producto tóxico con otras sustancias para su neutralización y solubilización. En esta fase, las sustancias transformadas previamente —que no deben acumularse demasiado tiempo para no generar daños— se unen con otras moléculas (como glutatión, azufre o aminoácidos) para hacerlas solubles en agua y eliminarlas a través de la orina, el sudor, las heces o la respiración.

En el proceso entero colaboran también los antioxidantes, que, como siempre, evitan que los residuos peligrosos —es decir, los radicales libres que se generan en casi todas las reacciones del cuerpo— lleguen a impactar sobre nuestras células.

Es como si al limpiar una mancha muy fuerte con un producto potente, se desprendieran vapores irritantes. Si no se neutralizan, pueden causar más daño que la mancha original. Ahí entran los antioxidantes, eliminando los residuos de la limpieza.

Estos antioxidantes son:

- **Glutatión:** El rey de los antioxidantes en el hígado; se une a los radicales libres para eliminarlos y participa directamente en una de las rutas principales (conjugación con glutatión).
- **Selenio y zinc:** Esenciales para que el glutatión funcione de forma óptima.
- **Vitaminas del grupo B (especialmente B6, B9 y B12):** Necesarias para procesos como la conjugación.

- **Flavonoides y polifenoles:** Ayudan a que estas vías de detoxificación funcionen con fluidez y reducen la inflamación sistémica que entorpece el proceso. Actúan como refuerzo del escudo antioxidante.
- **Vitamina C:** Protege el interior acuoso de las células del daño oxidativo y ayuda a regenerar el glutatión.
- **Vitamina E:** Actúa sobre todo en las membranas celulares (ambientes grasos) para evitar que se oxiden.
- **Flavonoides** (como quercetina, catequinas del té verde, curcumina): Modulan las enzimas hepáticas, reducen la inflamación y refuerzan el escudo antioxidante.

Imagina que tu cuerpo es un gran edificio. Y como todo edificio que se respeta, necesita un buen equipo de limpieza para funcionar bien. El hígado es el jefe de la empresa de limpieza. Lo supervisa todo, toma decisiones rápidas y organiza a los demás. Es quien recibe los paquetes sospechosos (toxinas) y decide si los guarda, los transforma o los expulsa. Pero para hacer bien su trabajo, necesita que el resto del equipo también funcione. ¡Dónde se ha visto que un jefe lleve él solo la empresa! Los riñones son como el personal de lavandería. Filtran la sangre continuamente, se llevan lo que ya no sirve y lo expulsan por la orina. No paran ni un segundo. Los pulmones son los encargados de ventilar el edificio. A través de la respiración, eliminan gases residuales como el CO_2. Si hay buena ventilación, todo fluye. La piel es como el departamento de residuos externos. A través del sudor, ayuda a expulsar toxinas. Pero, ojo: solo puede hacerlo bien si el resto del sistema no está colapsado. El intestino es el equipo de recogida de basuras. Si funciona bien, cada desecho va en su contenedor y se elimina a tiempo. Pero si se bloquea o retrasa..., ya te imaginas el olor. Y el sistema linfático es como el camión de la basura. Se encarga de recoger desechos celulares y trasladarlos fuera del tejido. Pero necesita que te muevas para avanzar. Si estás quieto, el camión no arranca.

Este sistema funciona las veinticuatro horas del día y sin que tú tengas que hacer nada. Bueno sí que debes hacer una cosa: ¡no entorpecerlo! Ahí se encuentra el verdadero problema de nuestra vida moderna, que estamos sobrecargados. ¿Y qué sucede cuando el equipo se ve sobrepasado por exceso de trabajo, malos hábitos y sustancias tóxicas a todas horas? Que se acumula la suciedad, se descoordina el equipo... y el edificio entero empieza a deteriorarse.

Voy a darte las dos claves que según la ciencia permiten mejorar el funcionamiento de este sistema:

- La primera es que no se trata de limpiar más, sino de ensuciar menos. Ya lo decía el refrán: «No es más limpio quien más limpia, sino el que menos ensucia». Nuestro sistema de detoxificación no está diseñado para lidiar con miles de compuestos artificiales a la vez, durante todo el día y durante mucho tiempo. Si te paras a pensar, seguro que has tenido acceso a altas cantidades de estas sustancias en los últimos meses: plásticos, metales pesados, pesticidas, disruptores endocrinos, aditivos alimentarios, alcohol, fármacos innecesarios, cosmética industrial...
- Y la segunda clave, igual de importante que la anterior, es apoyar al equipo para que trabaje en las mejores condiciones posibles. La sobrealimentación, el mal descanso, el estrés mantenido y la falta de movimiento deterioran el entorno de trabajo, generando una sobrecarga funcional. Entonces los sistemas de depuración quedan desbordados y generan acumulación de residuos, oxidación, inflamación y disfunción celular.

Pero ¿sabes realmente cuántas sustancias depura el hígado cada día? Existen las toxinas internas, las que tu cuerpo genera de manera natural; y las externas, que son aquellas a las que te puedes exponer en mayor o menor medida.

- **Tóxicos externos (xenobióticos):** Son compuestos que provienen del entorno y no deberían circular por nuestro cuerpo. Hemos hablado de estas sustancias en la primera parte del libro.
  - Alcohol etílico.
  - Nicotina y otras toxinas del humo del tabaco.
  - Fármacos y medicamentos (analgésicos, antibióticos, ansiolíticos...).
  - Pesticidas y herbicidas de alimentos no ecológicos.
  - Metales pesados (plomo, mercurio, arsénico).
  - Conservantes y aditivos alimentarios artificiales (nitritos, glutamato, colorantes, etc.).
  - Plásticos (ftalatos, bisfenol A).
  - Contaminantes del aire (ozono, dióxido de nitrógeno, compuestos orgánicos volátiles).
  - Disolventes industriales y productos de limpieza.
  - Cosméticos con disruptores endocrinos (parabenos, triclosán, etc.).

- **Tóxicos internos (endógenos):** Son subproductos que genera el cuerpo en su funcionamiento diario y que deben ser eliminados.
  - Estrógenos y otras hormonas, una vez utilizadas (eliminados para evitar la acumulación hormonal).
  - Bilirrubina (derivada del metabolismo de los glóbulos rojos).
  - Amoniaco (producido en el metabolismo de proteínas).
  - Urea (resultado del ciclo de eliminación del amoniaco).
  - Radicales libres (producidos en el metabolismo celular y por estrés oxidativo).
  - Ácidos biliares secundarios.
  - Productos de desecho de la microbiota intestinal (endotoxinas, lipopolisacáridos).
  - Citocinas proinflamatorias.

○ Metabolitos de neurotransmisores (adrenalina, dopamina, serotonina, etc.).

Hay que ser realistas. Lo que verdaderamente ayuda al cuerpo a detoxificar no es hacer una dieta restrictiva durante setenta y dos horas. Es construir un entorno interno y externo que permita a tu sistema expresarse en equilibrio. Eso implica:

- Comer alimentos reales que nutran y no inflamen.
- Dejar espacios entre comidas para que el hígado y el intestino trabajen sin interrupciones.
- Sudar.
- Respirar aire limpio.
- Mover el cuerpo para activar la linfa.
- Dormir para que el sistema glinfático cerebral haga su trabajo.
- Cuidar la microbiota intestinal.
- Apoyar al hígado con nutrientes y descanso.
- Y, sobre todo, no seguir intoxicándote.

Sin embargo, existe una extendida creencia de que hacer una dieta a base de batidos, zumos, ayunos extremos o caldos depurativos «desintoxicará» el cuerpo. Y esta convicción surge por varios motivos:

- Porque se confunde «no comer» con «limpiar». Al reducir mucho la ingesta de alimentos, es normal que disminuya la carga digestiva, se desinflame el abdomen y se reduzca la retención de líquidos. Eso genera una sensación de ligereza, menos hinchazón, incluso euforia inicial por la bajada rápida de peso (principalmente, pérdida de agua y glucógeno). El bienestar momentáneo se interpreta como que el cuerpo «se está limpiando», cuando en realidad solo responde a un cambio brusco en el balance energético.
- Porque hay una idea intuitiva de «parar para reparar». Muchas personas se sienten el cuerpo «sobrecargado» y creen

que hacer un parón alimentario las reseteará. Y sí, el cuerpo necesita pausas, pero no significa que una dieta líquida extrema o restrictiva sea la forma más efectiva de darle un descanso. El cuerpo necesita nutrientes de calidad cada vez que comes, pero no se puede compensar ningún mal hábito —algo repetido a lo largo del tiempo— con un periodo de abstinencia.

- Porque el marketing lo ha vendido así. El discurso comercial ha asociado la palabra «detox» a batidos verdes, kits de tres días y productos con etiquetas como «limpieza hepática» o «depuración profunda». Este lenguaje seduce porque ofrece una solución rápida, estética y emocionalmente reparadora: «Haz esto unos días y empieza de cero». Sin embargo, es un atajo irreal y sin respaldo científico.

- Porque el cuerpo es realmente capaz de reparar... si se lo permitimos. Y aquí se halla el núcleo de la confusión: el cuerpo sí tiene mecanismos de limpieza maravillosos, pero no se activan porque tomes zumos durante tres días. Se activan porque le das lo que necesita: descanso real, nutrición de calidad, movimiento, microbiota saludable, menos tóxicos y unos ritmos circadianos ordenados.

Y como todo en el mundo del marketing, lo que supone un proceso y unos cambios de hábitos genera una pereza y sensación de esfuerzo que muchas personas no están dispuestas a sobrellevar dentro de los ajetreos de la vida moderna. Así que lo rápido y fácil resulta siempre más seductor.

En resumen: las dietas restrictivas dan una ilusión de detox porque alivian síntomas superficiales, pero no respetan la fisiología real del sistema de detoxificación y muchas veces terminan por debilitar al cuerpo más que ayudarlo.

En el próximo apartado hablaremos de cómo cambiar lo artificial por lo natural. Pero por ahora quédate con esta idea: el detox real no se debería notar. Como mucho, puedes percibir más energía, al estar «desintoxicado», cosa que debería ser un estado basal, fruto del funcionamiento natural del cuerpo, y no algo que pase porque tú practiques procesos de depuración estrafalarios.

No compres otro batido. Mejor que proporciones al cuerpo el permiso y el contexto para que vuelva a hacer lo que lleva millones de años haciendo.

10.2. Cambiando lo artificial por lo natural

Después de desmontar los mitos sobre el «detox» y comprender que el cuerpo ya dispone de un sistema inteligente de depuración, toca preguntarnos: ¿qué podemos hacer para que ese sistema funcione mejor? O, mejor dicho, ¿cómo evitamos que se deteriore?

La respuesta, como decíamos, no está en fórmulas mágicas ni en protocolos extremos, sino en algo mucho más cotidiano: elegir, en la medida de lo posible, lo natural por encima de lo artificial. ·

Y lo primero que hay que destacar es que no somos robots. Nuestra biología no está hecha para la química sintética.

Durante millones de años, el ser humano ha evolucionado en un entorno natural, en contacto con la tierra, el aire limpio, el agua sin aditivos y los alimentos reales. Pero en las últimas décadas, la química artificial se ha infiltrado en casi todos los aspectos de la vida diaria: lo que comemos, lo que respiramos, lo que nos aplicamos sobre la piel, incluso lo que cocinamos o vestimos.

Y aunque el cuerpo es adaptable, no es invencible. Cada día le pedimos que procese, filtre, amortigüe o elimine una carga de compuestos para la que no está diseñado. El resultado, una sobrecarga progresiva que acaba afectando a nuestros sistemas de defensa, de regulación hormonal, función digestiva y salud mental.

¡Que nadie se alarme! El problema no reside en la exposición puntual, para eso tenemos tantos mecanismos de defensa. Lo malo es la acumulación. Y como lo artificial se ha vuelto crónico y parte del día a día, resulta fácil que se acumulen sustancias dañinas: el ya mencionado con anterioridad «efecto cóctel».

Sin embargo, no necesitamos vivir en un bosque ni fabricar nuestro propio jabón para desintoxicarnos. Basta con tomar conciencia de cuántos productos innecesarios nos rodean y cómo podemos elegir mejor.

Puedes hacer algunos cambios concretos y sostenibles:

En la cocina:
- Cambia los táperes de plástico por vidrio. Los plásticos, especialmente cuando se calientan en el microondas o se exponen al sol, pueden liberar sustancias químicas como el bisfenol A (BPA) y ftalatos, que actúan como disruptores endocrinos. El vidrio no libera sustancias químicas, es más estable al calor y no interactúa con los alimentos. Además, es reutilizable y sostenible.
- Evita el teflón deteriorado de las sartenes antiadherentes. El teflón (PTFE) puede liberar compuestos perfluorados (PFOA y PFAS) cuando se deteriora o calienta a altas temperaturas. Estos compuestos son conocidos como «tóxicos eternos» porque no se degradan fácilmente ni en el cuerpo ni en el medio ambiente. En su lugar, opta por sartenes de acero inoxidable: seguras, duraderas y no reactivas. O por sartenes de hierro fundido: liberan pequeñas cantidades de hierro (útil en muchas mujeres), y no desprenden compuestos tóxicos.
- Cocina más con ingredientes frescos y evita los procesados y envueltos en plástico. Los ultraprocesados no solo están cargados de aditivos, sino que muchas veces vienen en envases de plástico o latas que liberan compuestos hormonales. Al calentar alimentos dentro de envases plásticos o conservarlos por un tiempo prolongado, hay mayor riesgo de migración de partículas tóxicas. Cocinar en casa con productos frescos no solo reduce la exposición tóxica sino que mejora la calidad de la dieta, el control glucémico y la respuesta inflamatoria.

En la higiene personal:
- Evita nombres como los siguientes: parabenos (methylparaben, propylparaben), ftalatos (phthalates, DEP, DBP), triclosán, benzofenona, formaldehído o liberadores de formaldehído (DMDM hydantoin, quaternium-15). Se han identificado como disyuntores endocrinos, producen más reacciones alérgicas o inflamatorias, y suponen también una toxicidad para el medio ambiente.
- Desconfía de los productos con aromas innecesarios. Aquellos productos a los que añaden perfumes y fragancias sintéticas (*fragrance*, *parfum*), porque suelen ocultar mezclas químicas que incluyen disruptores.
- Usa jabones con ingredientes reconocibles. Cuantos menos ingredientes y más reconocibles, menor es la probabilidad de introducir sustancias dañinas o alergénicas. Ingredientes como la avena y los aceites esenciales, de oliva o de coco, nutren y limpian sin alterar la microbiota de la piel.

En la limpieza del hogar:
- Reduce el uso de productos químicos agresivos. Los ambientadores en espray, lejías, limpiadores con amoniaco, detergentes perfumados..., todos ellos liberan compuestos que quedan suspendidos en el aire y respiramos a diario, como los formaldehídos, ftalatos y compuestos orgánicos volátiles (COV).
- Y lo más paradójico: la mayoría de estos productos no limpian mejor, solo huelen «a limpio». Ingredientes como el vinagre blanco, el bicarbonato de sodio y los aceites esenciales (árbol del té, limón o lavanda) son herramientas poderosas para desinfectar y desengrasar, y mucho más seguras para tu salud y el medio ambiente.

En lo que respiras:
Pasamos entre el 80 y el 90 % del tiempo en espacios cerrados, pero rara vez pensamos en la calidad del aire que respi-

ramos dentro de casa, en la consulta o en el gimnasio. Y, sin embargo, el aire interior puede estar más contaminado que el del exterior, incluso en zonas urbanas. Porque en los espacios cerrados se concentran:

- Compuestos volátiles que emiten los productos de limpieza y ambientadores.
- Vapores que liberan los materiales sintéticos de muebles, alfombras, pinturas o barnices.
- Humo de tabaco (si se fuma en el hogar o cerca).
- Polvo fino, moho y ácaros.
- Exceso de dióxido de carbono (CO_2) si no se ventila suficiente.

Todo ello genera un microambiente tóxico, cargado y sin renovación, que puede afectar al sistema respiratorio, al sistema nervioso, incluso alterar el sueño o provocar dolores de cabeza persistentes.

¿Qué podemos hacer?

- Menos es más. Cuantos menos ingredientes tenga la fórmula, menor es la probabilidad de que contenga disruptores. Una regla fácil: si en la etiqueta hay demasiados nombres irreconocibles y parece un diccionario de química... probablemente no sea lo mejor para ti.
- Comprueba el número de productos que usas para una misma función. ¡No necesitas siete productos distintos, si uno bueno lo cumple todo! Así reduces la sobrecarga química diaria. Usar muchos productos (uno para el cuerpo, otro para la cara, otro para el pelo, otro para las manos...) multiplica la exposición. Si un solo producto está bien formulado, puede cumplir varias funciones sin necesidad de abarrotar el baño de envases y tu piel de sustancias. Por ejemplo, el aceite de coco sirve como mascarilla capilar, dentífrico e hidratante corporal.

- Ventila a diario (aunque haga frío o llueva). Abrir las ventanas diez o quince minutos al día genera un intercambio de aire que reduce de forma significativa la concentración de tóxicos acumulados. Es ideal hacerlo por la mañana o justo después de limpiar.
- Elimina fuentes de tóxicos innecesarios como ambientadores y aerosoles. Escoge pinturas, barnices y materiales *low* VOC («baja emisión de compuestos volátiles»). Reduce el uso de textiles y alfombras sintéticos, que tienden a liberar micropartículas.
- Añade plantas purificadoras. Plantas como el potus, la sansevieria o el espatifilo ayudan a filtrar compuestos como el benceno, el formaldehído y el xileno, presentes en muchos productos del hogar. Además, aumentan la humedad del aire y mejoran el bienestar general del espacio.

En lo que comes:
La realidad es que muchos de los tóxicos que acumulamos a diario entran por la boca sin que nos demos cuenta: residuos de pesticidas, plásticos, aditivos, grasas industriales, azúcares ocultos, saborizantes, colorantes y un largo etcétera.

Por eso, resetear nuestra alimentación no va de contar calorías ni hacer dietas restrictivas, sino de volver a lo natural, a lo reconocible, a lo que el cuerpo entiende como alimento real.

- Cuida la procedencia de los alimentos. Un tomate que ha viajado 4.000 km, ha sido fumigado con pesticidas y madurado artificialmente; por tanto, no tiene el mismo valor nutritivo —ni la misma carga tóxica— que uno recogido a pocos kilómetros de tu casa. Los alimentos locales y bien cultivados respetan mejor los ritmos de la tierra y los ciclos naturales.
- Prioriza lo local, lo de temporada, lo menos procesado. Cuando comes productos de temporada, no solo cuidas el

entorno: te alineas con las necesidades del propio cuerpo, que está adaptado a lo que la naturaleza ofrece en cada estación. Y cuanto menos procesado esté un alimento, más información nutricional útil conserva. Porque, al fin y al cabo, ya sabes que el alimento real no necesita etiquetas, es el ingrediente en sí mismo, y punto. Un tomate no se anuncia en televisión ¡porque no lo necesita!

- Si puedes, elige huevos, frutas y verduras ecológicos. Sabemos que no siempre es posible acceder a todo lo ecológico, pero hay ciertos productos en los que la carga de pesticidas y contaminantes es más preocupante. Por ejemplo, las frutas y verduras de piel fina absorben más residuos. Y los huevos ecológicos que provienen de gallinas con mejor alimentación y condiciones de vida reflejan en su perfil un valor nutricional más elevado y menor toxicidad.

Pero como puede resultar complicado detectarlo todo si no lo sabes, te dejo algunas recomendaciones.

¿CÓMO DETECTAR (Y EVITAR) PESTICIDAS EN LO QUE COMPRAS?

- **El código PLU en frutas y verduras.** Las pegatinas con números que aparecen en las bolsas y mallas tienen un truco:
  - Producto convencional (con pesticidas): 4 cifras (ej. 4011 = plátano).
  - Ecológico: 5 cifras empezando por 9 (ej. 94011 = plátano eco).
  - Transgénico: 5 cifras empezando por 8 (ej. 84011 = plátano transgénico).
- **Etiqueta «Ecológico/Bio/Orgánico».** Si lleva el sello oficial de la UE (hoja verde con estrellas) o certificaciones similares, significa que cumple normas estrictas de uso mínimo de pesticidas.

- No todos los alimentos acumulan pesticidas por igual. De hecho, según el Environmental Working Group (EWG), existe un grupo conocido como *clean fifteen* (que significa «los quince limpios») que reúne las frutas y verduras que menos residuos presentan incluso en su versión convencional. Entre ellos están el aguacate, la piña, el maíz dulce, la cebolla, la papaya, los guisantes congelados, los espárragos, el melón, el kiwi, la col, las setas, el mango, la sandía, el boniato y la zanahoria. Suelen compartir una característica: tienen pieles gruesas o capas protectoras que actúan como barrera natural, lo que permite comprarlos con mayor tranquilidad sin necesidad de que sean siempre ecológicos.
- En el extremo opuesto están los llamados *dirty dozen* («los doce sucios»). Son los doce alimentos que más residuos de pesticidas suelen acumular, por lo que conviene priorizar su versión ecológica. Aquí encontramos las fresas, las espinacas, las manzanas, las peras, las uvas, las cerezas, los melocotones, las nectarinas, el apio, los tomates, los pimientos y el kale. La mayoría son frutas y verduras de piel fina o que se consumen enteras, lo que facilita que los pesticidas penetren o se mantengan en la superficie. Por eso, si quieres reducir tu exposición sin tener que comprar todo bio, empieza por elegir estos alimentos en su versión ecológica siempre que te sea posible.
- Ante la duda, **lava siempre** las frutas y verduras con agua corriente abundante y deja los alimentos de más riesgo en remojo con agua y un poco de bicarbonato o vinagre para ayudar a reducir residuos superficiales. Pélalos siempre que sea posible, aunque se pierda prácticamente toda la fibra.

Y, sobre todo, cocina más en casa; puede ser lo más transformador de todo. Cocinar no es solo preparar la comida, es recuperar el control sobre lo que te entra en el cuerpo. Cuando cocinas, eliges tú los ingredientes, los utensilios, el aceite, la sal y el tiempo. Evitas envases plásticos calientes, aditivos innecesarios, frituras industriales o grasas recalentadas. Comes más «limpio». Y así, además de mejorar la alimentación, reduces el nivel de tóxicos sin darte cuenta.

Pero insisto. Tampoco se trata de demonizar lo artificial, sino de crear un equilibrio. Y de saber que, aunque ahora parezca que lo natural es una moda o una etiqueta de supermercado («Eco», «Bio», «Green»), incluso algo de bichos raros, debería ser al contrario. Porque este tipo de productos es el que puede comunicarse con nuestro cuerpo en el lenguaje que él realmente entiende.

Cuando eliges un alimento sin aditivos, la microbiota lo reconoce. Cuando usas una crema sin disruptores hormonales, la piel respira mejor. Cuando limpias sin saturar el aire de químicos, los pulmones te lo agradecen.

El cuerpo debe estar en sintonía y contacto con la naturaleza, no en guerra con ella.

RESUMEN PRÁCTICO

«Detox» no es tomarse un batido verde ni seguir una dieta milagrosa, es un trabajo continuo que el cuerpo realiza las veinticuatro horas del día si no lo saboteas con los hábitos de la vida moderna. El hígado lidera el proceso, acompañado por los riñones, los pulmones, el intestino, la piel y el sistema linfático, que actúan como un equipo de limpieza perfectamente coordinado. Para que funcione bien, la clave no está en limpiar más, sino en ensuciar menos y dar apoyo al sistema.

No necesitas otro «plan detox», necesitas proporcionarle al cuerpo el entorno y las condiciones para que pueda hacer lo que lleva millones de años haciendo: depurarse solo, de manera natural y silenciosa.

PARTE III

REVIVE

Cuida tu cuerpo, es el único lugar que tienes para vivir.

JIM ROHN

Después de aprender qué ocurre en tu organismo (reparar), y encontrar las formas de mejorar ciertos hábitos dañinos (resetear), llega el paso más inspirador: **revivir**. Esta parte no se centra en curar ni tratar nada. Es el momento de preguntarnos cómo queremos vivir a partir de ahora y de elegir conscientemente los hábitos que nos devuelvan vitalidad, equilibrio y salud a largo plazo.

Hasta ahora hemos comprendido que el cuerpo es una máquina compleja que necesita cuidados, que la vida moderna nos inflama y nos intoxica, y que existen formas prácticas de reparar y resetear esa maquinaria. Pero todo el aprendizaje quedará incompleto si no lo transformamos en un estilo de vida sólido, sostenible y adaptado al mundo real.

El objetivo es volver a poner al cuerpo y a la mente en «modo vida plena», para dejar atrás el «modo supervivencia».

11
¡TODO EL MUNDO ENFERMA!

11.1. Enfermedades crónicas más frecuentes

Enfermar forma parte de la vida. No existe un ser humano que no enferme en algún momento: resfriados, infecciones, fracturas, crisis de ansiedad, alergias... Todos hemos pasado por algo que nos ha recordado que el cuerpo es vulnerable. Lo importante no es tanto el hecho de enfermar, sino el tipo de enfermedad al que hoy nos enfrentamos y el modo en que sucede.

Durante siglos, las principales amenazas para la salud eran las enfermedades infecciosas: la peste, la tuberculosis, la viruela o la gripe arrasaban poblaciones enteras. La esperanza de vida era corta y sobrevivir a una infección suponía casi un golpe de suerte. Con el descubrimiento de los antibióticos, las vacunas y las mejoras en la higiene pública, esas enfermedades dejaron de ser la principal causa de muerte. Parecía que la batalla estaba ganada.

Pero mientras celebrábamos esos avances, silenciosamente apareció un enemigo nuevo: las enfermedades crónicas. Hoy no nos matan las bacterias ni los virus, en la mayoría de los casos, sino nuestro propio estilo de vida. El exceso de comida procesada, el sedentarismo, el estrés, el mal sueño y la desconexión de la naturaleza han encendido un fuego interno llamado «inflamación crónica de bajo grado». Un caldo de cultivo para la enfermedad moderna. En otras palabras: todos enfermamos, sí, pero ahora enfermamos de forma diferente a nuestros abuelos.

En este capítulo pretendo que termines de entender las enfermedades crónicas más frecuentes de nuestro tiempo y que tomes conciencia de cómo podemos dejar de resignarnos a «enfermar porque sí».

La Organización Mundial de la Salud (OMS) estima que las enfermedades crónicas son responsables de más del 70 % de las muertes en el mundo. Y lo más preocupante es que muchas de ellas son prevenibles si cambiamos aquellos factores de riesgo que resultan modificables, es decir, aquellos que tienen que ver con nuestro estilo de vida.

Enfermedades cardiovasculares: el enemigo número 1

Infartos, ictus e insuficiencia cardiaca siguen siendo la principal causa de muerte en el mundo. Lo sorprendente es que la mayoría de los episodios no aparecen de repente como un rayo de manera impredecible, sino que se gestan durante años de malos hábitos; lo hemos visto en capítulos anteriores. Exceso de sal, grasas trans y azúcares, sedentarismo, tabaquismo, hipertensión sin controlar, estrés crónico...

La aterosclerosis es uno de los principales desencadenantes; es la acumulación de grasa (sobre todo colesterol) en forma de placas en las arterias, que las vuelve rígidas. Tiene mucha similitud al óxido que corroe poco a poco una tubería. El problema es que no avisa hasta que se produce la obstrucción total, que puede ser provocada por la propia placa de colesterol o porque la sangre, al pasar por los vasos sanguíneos, se coagula y forma trombos. Es lo que se conoce como «isquemia» o «infarto», y puede ocurrir en el corazón (infarto de miocardio), en el cerebro (ictus) o en cualquier otra parte del cuerpo.

Y es que, a pesar de que la medicina haya avanzado mucho en técnicas como cateterismos, colocación de stents y fármacos, lo que de verdad marca la diferencia es evitar desde el principio que la tubería se oxide.

Diabetes tipo 2: la epidemia silenciosa

La diabetes tipo 2 se ha convertido en una de las epidemias más extendidas del siglo XXI. No solo afecta a adultos, sino que cada vez se diagnostica más en jóvenes y niños. Su origen va muy ligado a la resistencia a la insulina, una condición favorecida por el exceso de azúcares simples, la obesidad abdominal y el sedentarismo.

El gran problema es que la diabetes no suele doler, pero desgasta lentamente los riñones, los ojos, el sistema nervioso y el corazón. Un paciente puede vivir años sin síntomas llamativos mientras que en silencio se van dañando los órganos vitales. Por eso se la conoce como «enfermedad silenciosa». De hecho, no es infrecuente diagnosticar una diabetes al encontrar otra dolencia como debut, por ejemplo, un riñón dañado (nefropatía diabética), ceguera (retinopatía diabética), úlceras vasculares en los pies (vasculopatía diabética o «pie diabético»), alteraciones nerviosas (neuropatía diabética), etc.

La buena noticia, que es altamente prevenible e incluso reversible en muchos casos con cambios intensivos en el estilo de vida. Varios estudios muestran que con una alimentación saludable, pérdida de peso, ejercicio regular y gestión del estrés, muchos pacientes reducen o eliminan la necesidad de medicación y mejoran su condición metabólica.

Obesidad: más que un problema estético

La obesidad no es solo «tener kilos de más». El principal problema no está en lo que se refleja en el espejo, sino más bien en lo que ocurre dentro del cuerpo.

Hoy sabemos que el exceso de grasa, especialmente la grasa visceral que se acumula en el abdomen, es un tejido metabólicamente activo que produce sustancias inflamatorias y hormonas que alteran el equilibrio interno. Por eso la obesidad reside en la raíz de múltiples enfermedades crónicas: diabetes, hipertensión, cánceres hormonodependientes, apnea del sueño, artrosis y depresión.

El aumento global de la obesidad refleja la forma en la que comemos y vivimos hoy: comidas ultraprocesadas, exceso de calorías, déficit de fibra y antioxidantes, pocas horas de sueño y demasiado tiempo sentados.

Resulta que la obesidad no es un fallo de la voluntad individual —aunque esta opinión esté muy extendida—, sino la consecuencia de un entorno obesogénico, que nos empuja constantemente hacia elecciones poco saludables. De hecho, se produce un desequilibrio entre las hormonas del hambre y la saciedad, el vaciamiento gástrico, la capacidad de formar músculo... que perpetúa el problema en el tiempo.

Precisamente por eso requiere un abordaje que vaya más allá de las dietas milagro: educación en cuanto al estilo de vida, cambios culturales, ambientes que faciliten el movimiento y, por supuesto, comida real con un ajuste calórico según cada caso.

Cáncer: el gran desafío

A pesar de que el cáncer tenga un componente genético innegable, cada vez hay más evidencia de que hasta un 40 % de los casos podrían prevenirse mediante un estilo de vida más saludable. El tabaco, el alcohol, la mala alimentación, la contaminación y el sedentarismo son factores de riesgo que se suman con el paso del tiempo. Pero en general comparte factores de riesgo y procesos de desarrollo similares al resto de las enfermedades crónicas; de hecho, podría considerarse el punto común en el que pueden confluir todas esas enfermedades, como si el organismo «ya no pudiera más» y finalmente las células acabaran por dividirse de manera descontrolada.

Lo más duro de esta enfermedad es que, en muchas ocasiones, se diagnostica tarde. Y aunque la medicina ha avanzado mucho en diagnóstico y tratamientos, la prevención sigue siendo la mejor estrategia.

Enfermedades neurodegenerativas: cuando el cerebro se apaga

El alzhéimer y el párkinson se están convirtiendo en dos de las mayores preocupaciones de la población que envejece. Se teme a estas enfermedades no solo por el riesgo vital, sino por la pérdida de autonomía, memoria y calidad de vida que implican. Además, no solo implican al paciente, sino a su entorno social y familiar.

Cada vez más investigaciones relacionan la inflamación crónica, la resistencia a la insulina y la mala salud cardiovascular con un mayor riesgo de deterioro cognitivo. No hace falta que el deterioro tenga nombre y apellidos, ni siquiera se tiene por qué llamar «demencia». Sin embargo, lo cierto es que cada vez vemos más procesos degenerativos neurológicos, sin un cuadro clínico determinado, y relacionados con las exposiciones a las que nos enfrentamos en la vida moderna y que hemos ido mencionando a lo largo del libro.

Como dato curioso, deberías saber que algunos autores ya llaman a la enfermedad de Alzheimer «diabetes tipo 3». Porque el cerebro, igual que el corazón, necesita un entorno metabólico limpio y estable para funcionar con normalidad.

El mensaje es claro: lo que hacemos hoy impactará en la salud de nuestro cerebro dentro de veinte o treinta años. Y eso significa que la prevención empieza mucho antes de que aparezcan los olvidos. Entonces ya suele ser demasiado tarde.

Enfermedades autoinmunes: el cuerpo contra sí mismo

Seguramente no hayas oído hablar tanto de las enfermedades autoinmunes, pero también están muy relacionadas con el estilo de vida. Su presencia deteriora enormemente la calidad de esta, y muchas veces suponen un riesgo vital.

Artritis reumatoide, lupus, esclerosis múltiple, enfermedad inflamatoria intestinal... Y lo más preocupante es que estas enfermedades van en aumento. Son patologías en las que el sistema inmunitario, diseñado para protegernos y diferenciar lo extraño de lo propio, se desregula y empieza a atacar los propios tejidos. Vamos, que se vuelve loco literalmente.

No siempre conocemos su causa exacta, pero factores como el estrés crónico, la disbiosis intestinal, la alimentación pobre en nutrientes, el exceso de tóxicos y la falta de descanso parecen contribuir al descontrol. El aumento de estas enfermedades en las últimas décadas es claramente —y aunque nos cueste reconocerlo— otra pista más de que nuestro estilo de vida moderno está influyendo de manera directa en la regulación de la inmunidad.

Al analizar las enfermedades crónicas, encontramos el mismo denominador común: la inflamación crónica de bajo grado y la pérdida de homeostasis. Todas ellas, aunque se distingan entre sí en cuanto a síntomas y consecuencias, comparten los mismos factores de riesgo y responden a la misma raíz: un estilo de vida alejado de lo que nuestro cuerpo y biología necesitan.

La buena noticia es que, si comparten raíces, también comparten soluciones, como ya hemos visto. Con todo lo aprendido hasta ahora tienes herramientas de sobra para evitar que estas patologías formen parte de tus quebraderos de cabeza (y de cuerpo) en el futuro.

Me gustaría, además, enseñarte el panorama epidemiológico global —por lo menos, en el momento en que se escribió el libro— de las enfermedades crónicas. Resulta impactante de leer... Pero es la realidad.

Enfermedad	Última estimación	Resumen rápido
Enfermedades no transmisibles (todas)*	≈ 43 millones de muertes (2021); 75 % de las no pandémicas.	Principal causa global de muertes; 18 millones en menores de 70 años (82 % en países de ingresos bajos/medios).

* Fuente: <https://www.who.int/news-room/fact-sheets/detail/non communicable-diseases>.

Cardiovasculares (ECV)*	19,8 millones de muertes (2022); ~ 32 % de todas las muertes.	N.º1 mundial; 85 % por infarto agudo de miocardio/ictus; >¾ en países de ingresos bajos/medios.
Cáncer**	≈ 20 millones de casos nuevos y ≈ 9,7 millones de muertes (2022).	1 de cada 5 desarrollará cáncer a lo largo de la vida (estimación).
Diabetes***	529 millones de personas viviendo con diabetes (2021, GBD).	Prevalencia global estandarizada 6,1 %; fuerte crecimiento desde 1990.
Obesidad****	>1.000 millones con obesidad (2022) y 2.500 millones con sobrepeso (2022).	1 de cada 8 vive con obesidad; 43 % de adultos con sobrepeso.

Como ves, los datos epidemiológicos son abrumadores: millones de personas en el mundo viven y mueren cada año a causa de enfermedades crónicas.

Pero el problema no termina aquí. ¿Cuántas veces has escuchado que alguien lleva tomando pastillas para la tensión durante X años pero que la sigue teniendo alta? ¿O que se toma antiinflamatorios para algún dolor articular pero que desconoce la causa?

Abordaremos este tema en profundidad en el próximo capítulo, pero de momento quiero que te quedes con un concepto muy importante y que suele pasarse por alto: los tratamientos actuales alivian los síntomas, pero rara vez curan la enferme-

* Fuente: <https://www.who.int/news-room/fact-sheets/detail/cardiovascular-diseases-(cvds)>.

** Fuentes: <https://acsjournals.onlinelibrary.wiley.com/doi/full/10.3322/caac.21834> y <https://pubmed.ncbi.nlm.nih.gov/38572751/>.

*** Fuentes: <https://www.thelancet.com/article/S0140-6736(23)01301-6/fulltext> y <https://pmc.ncbi.nlm.nih.gov/articles/PMC10364581/>.

**** Fuente: <https://www.who.int/news/item/01-03-2024-one-in-eight-people-are-now-living-with-obesity>.

dad. Los antihipertensivos bajan la tensión, pero no reparan el daño en las arterias; la metformina controla la glucosa, pero no elimina la resistencia a la insulina; las estatinas reducen el colesterol en sangre, pero no transforman el estilo de vida que lo elevó; los inhaladores permiten respirar mejor en la EPOC, pero no devuelven unos pulmones libres de daño; la quimioterapia destruye células tumorales, pero no cambia los factores ambientales y conductuales que favorecieron la aparición del cáncer...

Esto no significa que la medicina convencional sea inútil, al contrario, salva millones de vidas y mejora la calidad de muchas otras. El problema es de muchos profesionales inmersos en una cultura establecida en torno a la farmacología como principal solucionador de problemas, cuando lo que hacen en realidad es un «ojos que no ven, corazón que no siente». Sí, sí. Tal cual.

Encontrarse mejor no es lo mismo que curar. Y si solo ponemos parches a los síntomas que manifiesta la enfermedad, pero sin atender a las causas profundas, seguiremos atrapados en un sistema que mantiene a las personas enfermas, dependientes de pastillas y visitas médicas de por vida.

Imagínate que estás en casa y el diferencial no deja de saltar porque se ha producido algún cortocircuito. Puedes hacer varias cosas para quedarte tranquilo: cada vez que salte el interruptor, lo vuelves a subir, hasta que se produzca de nuevo el aviso; o encontrar el defecto que lo ocasiona todo y resolverlo para que no salte más. Puede llevarte más tiempo en el momento resolver el problema, pero a largo plazo te ahorras daños en la red y los electrodomésticos.

Pues con las enfermedades crónicas sucede lo mismo. No se trata de apagar alarmas continuamente, sino de evitar que se enciendan. Y ahí es donde el estilo de vida tiene un poder que la medicina tradicional no puede suplir.

No obstante, y aunque hemos hablado de cómo tomar conciencia de lo que nos hace daño (reparar) y de cómo mejorarlo (resetear), más adelante hablaremos de que también existe la posibilidad de detectar a tiempo que «algo va mal» en el organismo: mediante los chequeos médicos y las estrategias de prevención.

11.2. Genética y epigenética

Ya te dije en el primer capítulo del libro que nuestro cuerpo era como una máquina... Y fíjate si es así que nacemos con un manual de instrucciones: nuestro genoma. Pero más que un manual —inmodificable—, yo diría que es un guion editable en función de distintos factores. Dos personas con la misma variante genética pueden recorrer vidas muy distintas según lo que coman, cuánto se muevan, cómo duerman, el nivel de estrés que sostengan, el aire que respiren o la calidad de sus vínculos. Y ocurre porque todos estos aspectos influyen en cómo se expresan nuestros genes y, por tanto, en la función de nuestras células. ¿Recuerdas cómo lo llamábamos? Eso, es **epigenética**: los mecanismos que encienden, apagan o silencian genes sin cambiarles la naturaleza. Es decir, sin que se creen mutaciones.

Y debes entender bien una cosa. Los genes, el ADN de nuestras células, se encuentran protegidos dentro de su núcleo como si fueran un diamante, y los procesos de crecimiento y división celular ocurren de manera exquisita para que no haya errores. Pero si por lo que sea ocurren, tenemos potentes mecanismos de reparación capaces de solventarlos. Por eso resulta difícil que se den mutaciones, es decir, cambios en el material genético. Sin embargo, los cambios en la expresión de los genes debidos a los factores ambientales —los cambios epigenéticos— son más accesibles. Y como además acostumbran a depender de nuestras decisiones y actividades, tenemos doble pecado en no ejercer más control sobre ellos: el alto riesgo al que estamos expuestos y la posibilidad de evitarlo.

Pero estoy segura de que esta introducción te basta, y estarás preguntándote: «¿Qué es exactamente la epigenética, en español?». Yo te lo cuento.

Nuestros genes no funcionan como un interruptor fijo de encendido o apagado. Para que lo entiendas mejor, el ADN sería una gran película en la que el guion ya está escrito (el código genético), y los genes serían los fotogramas preparados; pero la forma en la que se proyecta dependería de la dirección y del montaje. Existen unas «marcas químicas» que se van poniendo y quitando a lo largo de la vida en respuesta al modo que tenemos de comer, dormir y movernos, o al estrés y a los tóxicos que recibimos. Es decir, en respuesta a nuestro estilo de vida:

- **Metilación del ADN:** Serían las escenas de la película que finalmente se decide que quedarán tachadas en el guion: siguen escritas, pero no se muestran en la pantalla. Se ocultan (se metilan).
- **Histonas:** Serían los rollos de cinta de una película antigua. Si están bien desenrollados, la escena se ve completa porque los fotogramas van apareciendo, pero si están demasiado compactados, no podrán proyectarse algunas partes.
- **ARN no codificantes:** Serían los ayudantes de dirección, que deciden qué escenas tienen más protagonismo y cuáles quedan en segundo plano.

En definitiva, tu estilo de vida es realmente el director de la película: no cambia el guion, pero sí decide qué parte de la historia se cuenta y cómo se vive en la gran pantalla de tu salud.

Lo importante: todo es reversible. Estas «marcas» cambian según el contexto en el que vivimos. Se deterioran con la vida moderna y se reparan cuando devolvemos al cuerpo las condiciones coherentes con su biología. ¡Por eso es tan importante el estilo de vida!

En general, la genética nos orienta y predispone a enfermedades crónicas, incluso al cáncer, pero es la epigenética la que realmente determina si tal predisposición evolucionará finalmente a una enfermedad. Lo que está claro es que tenemos cierto margen de maniobra que debemos aprovechar..., ¿no te parece?

A lo largo de la vida hay etapas en las que los cambios epigenéticos se vuelven más probables, y, en ellas, nuestras decisiones sobre el estilo de vida tienen un impacto todavía mayor.

- **Preconcepción y embarazo:** Lo que comen y cómo viven los padres, su nutrición, su descanso, su nivel de estrés y su exposición a los tóxicos influyen directamente en el desarrollo del feto, en su sistema inmune y en su futuro metabolismo.
- **Primera infancia:** Es una fase en la que todo cuenta. Una alimentación real, el contacto con la naturaleza y la luz del día, el juego activo y los horarios regulares ayudan a programar de forma positiva tanto los circuitos metabólicos como los emocionales.
- **Adolescencia:** El cerebro se está reorganizando y es un momento clave para consolidar hábitos. El deporte y el sueño actúan como factores protectores frente a problemas de salud mental o adicciones. Sin embargo, es también la etapa en la que «no se ve el peligro» y el entorno social puede empujar hacia el alcohol, la comida basura o el consumo de sustancias.
- **Transiciones hormonales** (embarazo, posparto, perimenopausia, andropausia): Son momentos de gran vulnerabilidad, pero también de enorme capacidad de respuesta a los cambios de hábitos. Aquí la epigenética se muestra especialmente sensible a lo que hacemos.
- **Envejecimiento:** A medida que los sistemas se desgastan, se multiplica la necesidad de cuidarse. Entrenar, dormir mejor y comer de forma más saludable no solo mantienen la «máquina» en funcionamiento, sino que incluso pueden rejuvenecer ciertos patrones epigenéticos.

Todo aquello a lo que estamos expuestos y nos influye de esta manera es denominado, literalmente, «exposoma». Incluye todos esos factores que pueden terminar por desarrollar enfermedades relacionadas con la alteración celular y que hemos mencionado en otros capítulos.

Te pongo algunos ejemplos de aquellos exposomas que nos favorecen, repasando lo que hemos visto en capítulos anteriores.

- Alimentos: Fibra, polifenoles, omega-3 y proteínas de calidad: ofrecen señales antiinflamatorias y de reparación. Azúcares libres, harinas refinadas, grasas trans y alcohol: envían señales de inflamación y estrés oxidativo.
- Movimiento: Cada contracción muscular libera mioquinas que apagan los fuegos inflamatorios y modifican la expresión de cientos de genes.
- Ritmos: Luz solar por la mañana y oscuridad por la noche, horarios de comida y sueño consistentes: permiten tener el reloj interno sincronizado. Por contra, la cronodisrupción altera la expresión de los genes, el funcionamiento del metabolismo, así como las señales que regulan el sistema inmune. Todo ello, por permanecer fuera del compás natural.
- Estrés: El estrés crónico mantiene hiperexpresada la «firma» inflamatoria. Técnicas de respiración, mindfulness, pausas, buenas relaciones... pueden repararlo.
- Tóxicos: Disruptores endocrinos (ftalatos, bisfenoles), metales, pesticidas, humo, COV del hogar...: sobrecargan el sistema de detoxificación y crean «marcas» epigenéticas proinflamatorias.
- Microbiota: Sus metabolitos (como el butirato) inhiben unas enzimas que mejoran el funcionamiento de las histonas, facilitando la lectura de genes antiinflamatorios y neuroprotectores, entre otros.

Creo que ya has visto que la mayoría de las enfermedades crónicas comparten una misma raíz, pero no tienen la misma repercusión en todas las personas. No todo el mundo enferma del mismo modo. Con estos conceptos de genética y epigenética, seguro que te resulta más fácil entender por qué dos personas con un «manual» parecido enferman de forma tan distinta. La diferencia está en cómo el estilo de vida y el entorno desarrollan y ejecutan el guion biológico.

EJEMPLO 1:

María, de cuarenta y cinco años, vivía con una especie de «cuenta atrás» en la mente: su padre murió de un infarto a los cincuenta y dos, y desde entonces se repetía: «¿Me pasará a mí lo mismo?». Su día a día no ayudaba: ocho horas sentada, cenas tardías, muchos ultraprocesados en la despensa y noches de sueño entrecortado.

Cuando entendió que no podía cambiar sus genes pero sí el terreno en el que estos se expresaban, decidió actuar. Empezó poco a poco: tres sesiones semanales de fuerza, caminatas de ocho mil a diez mil pasos al día, luz natural por la mañana mientras meditaba, y una nueva rutina nocturna con cenas ligeras, sin pantallas y con técnicas de relajación.

En apenas tres meses los cambios hablaban por sí solos: perímetro abdominal reducido, glucosa más estable, tensión arterial más baja y un perfil lipídico claramente mejorado. Dormía mejor, tenía más energía y hasta su humor había cambiado. María comprendió que, al mejorar su entorno, había silenciado señales inflamatorias que antes alimentaban su riesgo. No había borrado la historia de la familia, pero sí que había empezado a escribir la suya.

EJEMPLO 2:

Clara, de treinta y nueve años, no podía quitarse un miedo de la cabeza: su madre y una tía habían tenido cáncer de mama. Aunque sabía que la genética influía, lo que más la angustiaba era sentir que no había nada que hacer frente a sus desajustes hormonales y problemas digestivos. Hasta que descubrió la epigenética y comprendió que el estilo de vida que llevaba también podía decidir qué genes se activaban.

Su estrategia fue integral: empezó a entrenar fuerza además de caminar, cocinó en casa con alimentos reales siguiendo el patrón mediterráneo, revisó los cosméticos y utensilios para reducir disruptores endocrinos, eliminó casi todo el alcohol, dejó de fumar y priorizó el descanso regular.

A los seis meses, sus reglas se habían vuelto más regulares y las molestias digestivas se reducían a momentos muy puntuales. Más allá de los datos, Clara ganó algo esencial: la sensación de que podía recuperar parte del control. No era posible cambiar sus antecedentes, pero sí crear un terreno en el que los genes «problemáticos» tuvieran menos razones para encenderse. Y la certeza de poder influir en su propia historia fue, para ella, tan terapéutica como cualquier tratamiento.

RESUMEN PRÁCTICO

Hoy enfermamos distinto que nuestros abuelos: ya no nos amenazan tanto las infecciones, sino las enfermedades crónicas que crecen al ritmo del estilo de vida moderno. Y aunque la genética influya, lo que realmente marca la diferencia es cómo se expresan esos genes según el entorno, lo que conocemos como epigenética. La medicina actual salva vidas y alivia síntomas, pero si solo pone parches sin abordar las causas ni modificar los factores que las provocan, la alarma volverá a sonar una y otra vez.

12

LA PARADOJA DE LA MEDICINA ACTUAL

12.1. Vivir «empastillados» no es salud

Seguro que conoces a alguien —quizá un vecino, un familiar o incluso tú mismo o misma— que empieza el día con un ritual peculiar: el pastillero en la mesa, dividido en casillas de colores con las dosis de la mañana, la tarde y la noche. Una para la tensión, otra para el colesterol, otra para dormir, otra para proteger el estómago, que ya no aguanta tanto fármaco... Por no hablar de los suplementos para hacer deporte, tener mejor pelo, envejecer más lentamente... Y así, poco a poco, la vida parece sostenerse a base de blísteres y botes. Pero ¿de verdad crees que esto es salud?

Pero ¡oye! No me malinterpretes. Sin ninguna duda los medicamentos han salvado y siguen salvando millones de vidas. Soy médico, ¡por favor! Sería ridículo que hablara en contra de los fármacos. El problema aparece cuando no tenemos la confianza o las ganas para ir más allá.

Un antibiótico a tiempo evita una neumonía, una inyección de insulina mantiene a raya una diabetes, un antihipertensivo previene un infarto, la quimioterapia trata el cáncer... La farmacología es, sin duda, uno de los mayores avances de la humanidad. El problema no es la pastilla en sí, sino el contexto en el que la usamos. Hemos pasado de ver los medicamentos como una herramienta puntual para situaciones concretas a convertirlos en la muleta sobre la que se apoya la vida entera. Y eso es porque, en realidad, tapan lo que no queremos ver.

La paradoja es esta: más fármacos, más enfermos crónicos. Y como ves, en ningún momento incluyo aquí la palabra «salud». Y es que nunca habíamos tenido tanta medicación disponible y, sin embargo, nunca habíamos estado tan enfermos de enfermedades crónicas. ¿Cómo puede ser?

La respuesta está en el enfoque. En la carrera de Medicina se nos enseña a tratar «esta enfermedad con este fármaco» y así se lo transmitimos a los enfermos. Es decir, que la medicina que practicamos hoy es, en gran medida, reactiva. Y en este contexto la receta de un medicamento es una salida fácil: «Tienes acidez, toma este protector gástrico», «Tienes ansiedad, aquí tienes un ansiolítico», «Te duele la cabeza, te dejo un analgésico». Pero por qué aparecen todos esos síntomas y las consecuencias a largo plazo no importan. Hasta que pasa el tiempo y dan la cara por otro lado.

Los fármacos son solo una forma efectiva y necesaria de aliviar una dolencia. Ya está. Pero lo que falla es investigar qué ha llevado al organismo a manifestar el problema; de lo contrario, estaremos perpetuando una situación anómala o, lo que es lo mismo, cronificando una enfermedad.

¿Y si esa acidez viene de cenar ultraprocesados cada noche? ¿Y si esa ansiedad está alimentada por un estrés constante y una falta brutal de descanso? ¿Y si ese dolor de cabeza está gritando que necesitas hidratarte mejor o revisar tu postura frente al ordenador? El cuerpo nos habla a través de los síntomas, pero en lugar de escucharlo, solemos taparle la boca con un comprimido. ¡Qué bonito! Otro de los grandes problemas está en que la receta suele ser la misma para todo el mundo. Por ejemplo, un hipertenso de cuarenta años recibe prácticamente el mismo tratamiento que otro de setenta, aunque su contexto vital y sus hábitos no tengan nada que ver. ¿Resultado? Ajustamos el cuerpo a la pastilla en lugar de ajustar la vida a la salud. Esta persona se tomará un comprimido mañana o noche, dejará de comer con sal y quizá incluso empiece a ingerir omega-3. Pero lo ideal sería analizar lo que come esa persona, cómo se mueve, qué tal duerme..., y hacer las modificaciones pertinentes. Mientras investigamos y hacemos cambios, está claro que debemos recetar una pastilla para que el aumento de tensión no genere problemas, pero no quedarnos ahí.

Esta práctica, además, genera un círculo peligroso: cuanto más fármaco necesitas, más efectos secundarios aparecen; los efectos secundarios se tratan con más fármacos. Y así, sin darnos cuenta, entramos en una especie de espiral farmacológica de la que resulta difícil salir.

Imagina por un momento este recorrido: empiezas con una pastilla para la tensión, como comentábamos antes. Como te da acidez, añades un protector gástrico. Esto te provoca anemia debido a la malabsorción del hierro, y empiezas a tomarlo. Como tienes anemia, sientes más sueño y menos energía, así que te empiezas a tomar algún suplemento estimulante. Con los años, al no haber cambiado el estilo de vida, aparece el colesterol alto —consecuencia de la vida sedentaria y estresada que llevan la mayoría y que suele ser la causa del aumento de tensión— y te dan una estatina (un fármaco para bajar el nivel de colesterol). La estatina te provoca dolores musculares, así que al pastillero se le añade un antiinflamatorio. Y claro, ¡menos mal que ya estabas tomando un protector gástrico para la acidez!, porque los antiinflamatorios aumentan el riesgo de úlcera gástrica.

¿Te suena? Este tipo de historias, por desgracia, son más comunes de lo que creemos.

Parte del problema no está solo en los pacientes, sino en el propio sistema. Las consultas son cortas, los recursos limitados y la presión asistencial altísima. ¿Cómo se va a hablar de ejercicio, sueño, alimentación o manejo del estrés en siete o, como mucho, diez minutos de consulta? Es mucho más rápido abrir el recetario electrónico y decir: «Tómate esta pastilla y te veo en un par de meses».

Así que la pregunta incómoda que debemos hacernos tanto profesionales como pacientes es: ¿con la medicina actual solucionamos el problema o solo lo silenciamos? Porque dar un fármaco sin acompañarlo de un cambio de estilo de vida es como esconder las pelusas bajo la alfombra; cada vez que la levantemos, veremos que la suciedad está ahí.

Insisto, porque quiero dejarlo claro: no se trata de demonizar la medicina actual ni la farmacología, ni mucho menos; tampoco quiero caer en discursos simplistas de «las pastillas son malas y lo natural es bueno». Nada más lejos de la realidad. La clave está en el equilibrio. La farmacología es maravillosa cuando se usa bien, pero sirve para lo que sirve, y no debería ser la primera ni la única recomendación para todo malestar.

Uno de los verdaderos retos de la medicina actual es integrar lo mejor de ambos mundos: usar los fármacos cuando son necesarios, pero al mismo tiempo invertir en prevención real, en educación, en revisiones y acompañamiento. Y aquí, los hábitos de vida no son un complemento, son realmente la base.

Imagina por un momento cómo cambiaría la sanidad si se recetaran tanto una dieta y ejercicio como antihipertensivos, si se hablara de ritmos circadianos y hábitos de sueño antes que de hipnóticos, o de técnicas de relajación y mindfulness antes que de antidepresivos. Por no mencionar que deberíamos modificar esta cultura ya tan instaurada del «arreglo rápido».

Vivimos en una sociedad que busca soluciones rápidas. Queremos la dieta exprés, el suplemento milagro, la aplicación que nos organice la vida, y, claro, la pastilla que nos quite el dolor sin tener que pensar por qué duele. ¡No hay tiempo para eso! La inmediatez nos ha robado la paciencia que teníamos para escuchar el cuerpo y para cuidarlo. El problema es que esta «comodidad» tiene un precio: acostumbramos al cuerpo a funcionar con parches. Y al final lo pagamos más caro: más consultas, más efectos secundarios, más enfermedades crónicas, más dependencia del sistema... ¡Qué rollo!

Y para muestra, un botón. Seguro que has recibido, sin darte cuenta, mensajes procedentes de una publicidad totalmente engañosa, que refuerza la cultura del «Tómate algo y listo» con la idea de sacar beneficio propio. Porque créeme que a estas empresas ¡no les importa realmente tu salud! Te doy algunos ejemplos:

- Los anuncios de protectores gástricos suelen mostrar a alguien comiendo una pizza gigante, bebiendo cerveza y, cuando llega el ardor, ¡zas! Una pastilla lo arregla todo. El mensaje oculto: no hace falta cambiar lo que comes, simplemente tómate el medicamento. Así normalizamos el parche en lugar de revisar el estilo de vida.
- La típica escena de una persona con dolor de cabeza o de espalda que se toma un analgésico y, de repente, aparece jugando al tenis, bailando en una fiesta o saltando con sus hijos. El problema no es que el fármaco calme el dolor —a veces es necesario—, sino el mensaje implícito: no te preguntes por qué te duele, solo tómatelo para seguir rindiendo.
- En la publicidad de hipnóticos o productos «naturales para dormir» se ven camas blancas, gente feliz despertando descansada, y todo gracias a una cápsula. Lo que nunca aparece es la causa real del insomnio: pantallas hasta medianoche, cenas copiosas, estrés acumulado. Así, el mensaje queda incompleto; como si el problema solo fuera que «te falta la pastilla».
- Productos que prometen energía inmediata para el cansancio, memoria de elefante en cápsulas o incluso mejoras en la vida sexual con un comprimido. ¿El trasfondo? Que la edad o cualquier otra situación se puede tratar con comprimidos, cuando en realidad muchos de esos síntomas se deben a malos hábitos, estrés o falta de estímulo.
- Anuncios en los que aparece alguien disfrutando de una comida copiosa, llena de embutidos, quesos o fritos mientras en pantalla aparece una voz que dice: «Cuida tu coles-

terol con...» seguido del nombre del producto —ya sea un medicamento, una bebida con omega-3, una margarina «especial» o un suplemento milagroso—. ¿Se piensan que somos tontos?

Y para zanjar el tema, te expondré algo que me cabrea muchísimo. Cuando pensamos en salud, solemos pensar en hospitales, médicos y fármacos. ¿A que sí? Sin embargo, la verdadera medicina empieza mucho antes: en lo que decides servirte en el plato, en cómo gestionas las horas de descanso, en si decides subir por la escalera o coger el ascensor, en la forma en que te hablas y respiras cuando estás estresado...

Claro, es que todo lo relacionado con prevención real no tiene glamour. Pero es porque no hemos querido dárselo. Los hábitos de vida no salen en los anuncios de televisión; no obstante, son lo que marca la diferencia entre llegar a los setenta años con energía para viajar, bailar y disfrutar... o llegar igualmente a los setenta, sí, pero con un pastillero repleto y una lista interminable de diagnósticos.

Vivir «empastillados» no es salud. Es supervivencia asistida. La verdadera salud es cuando tu cuerpo funciona en equilibrio sin necesidad de apoyos constantes. Y aunque a veces no sea posible prescindir por completo de la medicación —porque hay enfermedades que lo requieren—, sí que podemos reducir la dependencia si cambiamos el foco hacia la raíz del problema.

Necesitamos una sanidad que integre fármacos y prevención, que trate síntomas cuando hace falta, pero que al mismo tiempo enseñe a evitarlos. Una medicina que entienda que una receta no siempre se imprime en la impresora del hospital, sino que a veces está escrita en una zapatilla de deporte, por ejemplo.

Porque sí, puede que los medicamentos salven vidas, pero los hábitos salvan algo igual de valioso: la calidad de esa vida.

12.2. Sin causa no hay solución. ¿Qué puedes hacer?

Por todo lo que he hemos comentado, hay una frase que repito mucho en consulta: «Si no buscas la causa, no encontrarás la solución». Parece obvio, ¿verdad? Sin embargo, vemos que la mayoría de las veces el sistema sanitario se queda en la superficie. Vamos apagando fuegos sin mirar quién ha encendido la cerilla.

¿De qué sirve bajar el colesterol con una pastilla si no sabemos por qué está alto? ¿O controlar la glucosa sin preguntarnos qué sucede en tu alimentación, tu nivel de estrés o incluso en tu microbiota intestinal? La medicina del futuro —y espero que también la del presente— debe mirar más allá del síntoma.

Por suerte, aunque no se llevan a cabo en la práctica rutinaria, existen herramientas que nos permiten desempeñar una medicina con finalidad preventiva: las revisiones de longevidad y de salud. No hablo de la analítica básica que a veces nos hacen en el centro de salud con cuatro parámetros. Hablo de pruebas que aportan una mirada mucho más amplia, un mapa completo de cómo te funciona el organismo y qué podemos hacer para que no aparezcan problemas serios más adelante si potencialmente pudieran presentarse.

Aunque este concepto te puede parecer algo moderno y casi futurista, en realidad la idea de hacer revisiones periódicas de salud tiene más de un siglo de historia. El primer programa organizado de revisiones nació en Estados Unidos, a principios del siglo xx, impulsado por compañías de seguros y hospitales privados que pretendían detectar enfermedades antes de que se complicaran. De hecho, la American Medical Association recomendaba ya en 1922 *examinations of health* («exámenes de salud») como práctica de prevención. En Europa, las conocidas «revisiones anuales» empezaron a popularizarse en los años sesenta y setenta, sobre todo en países como Alemania, Suiza o en los países nórdicos, donde la cultura de la medicina preventiva estaba más asentada. En España no llegó hasta más tarde, y durante muchos años se redujo a la clásica analítica básica y al electrocardiograma, que a menudo no aportaban gran cosa, más allá de la tranquilidad de «Me ha mirado el médico y me ha dicho que todo está bien».

La verdadera revolución llegó a finales del siglo xx, cuando la medicina empezó a integrar conceptos de biología molecular, genética y marcadores de inflamación. Se pasó de mirar solamente «si tenías algo malo» a investigar «qué factores podían predisponerte a enfermar en el futuro». Es decir, se pasó de buscar la enfermedad (diagnosticar) a buscar riesgo (prevenir).

Y todo ello tiene una base científica, no es magia ni una moda. Se apoya en la evidencia acumulada de miles de estudios que han demostrado que la mayoría de las enfermedades crónicas se gestan silenciosamente durante años antes de dar síntomas.

- La aterosclerosis (placas de colesterol en las arterias) puede empezar veinte años antes de manifestarse como un infarto.
- La resistencia a la insulina puede desarrollarse una década antes de que aparezca la diabetes.
- La osteoporosis se fragua en silencio, y el hueso va perdiendo estructura sin causar problemas hasta que la primera fractura nos da la señal.
- La inflamación crónica de bajo grado suele ser asintomática, refleja un disbalance global del organismo que resulta ser el punto de partida de diversas enfermedades.

De ahí que tenga sentido medir marcadores como la proteína C reactiva ultrasensible, la hemoglobina glicosilada, la fuerza muscular, la composición corporal, el microbioma intestinal o incluso la longitud de los telómeros. Cada uno de ellos es como una ventana que nos permite ver cómo trabaja ahora tu cuerpo, antes de que aparezca el síntoma.

Las sociedades científicas llevan años insistiendo en ello. La American Heart Association, por ejemplo, recomienda revisiones cardiometabólicas regulares incluso en personas aparentemente sanas. En el campo del cáncer, programas como el de prevención secundaria del cáncer de colon o de mama se han convertido en norma, porque se ha visto que el hecho de detectarlo a tiempo salva más vidas que al tratarlo tarde.

En el terreno de la longevidad, universidades como Harvard, Stanford o la Clínica Mayo llevan más de dos décadas investigando biomarcadores de envejecimiento y cómo podemos modificarlos mediante cambios en el estilo de vida, en la nutrición, el ejercicio y, en algunos casos, con suplementación.

Y te preguntarás, ¿qué buscan realmente estas revisiones? Te resumo los objetivos más relevantes:

- **Inflamación silenciosa.** El problema es, como ya sabes, que no da la cara al principio. No duele, no avisa, no se ve en una radiografía. Solo se detecta midiendo ciertos marcadores en sangre (como la proteína C reactiva ultrasensible, ciertas interleucinas o el TNF-α). Saber cómo están estos niveles es como mirar el fuego antes de que se convierta en incendio.
- **Metabolismo en detalle.** No basta con conocer tu nivel de glucosa en ayunas. Necesitamos ver cómo te responde el cuerpo después de las comidas, si tienes resistencia a la insulina, si presentas deficiencias de algunos enzimas o rutas metabólicas, cómo gestionas los triglicéridos o si tu colesterol «bueno» cumple verdaderamente su función. A veces, la analítica convencional te dice «todo está normal», pero un estudio más profundo te revela que el metabolismo lleva años trabajando a marchas forzadas.
- **Equilibrio hormonal.** Hormonas sexuales, tiroideas, cortisol... Todo ello te regula la energía, el peso, el estado de ánimo e incluso tu capacidad de reparar tejidos. Desajustes pequeños pueden generar síntomas enormes (cansancio, niebla mental, caída de pelo, problemas de fertilidad...). Detectarlos pronto evita que se conviertan en un rompecabezas médico años después.

- **Salud intestinal y microbiota.** Ya hemos visto que lo que sucede en el intestino no se queda solo ahí. Un desequilibrio en las bacterias intestinales puede afectar a tu inmunidad, al metabolismo, a la inflamación y hasta al estado de ánimo. Hoy ya contamos con pruebas que analizan no solo la diversidad bacteriana, sino también cómo funciona esa comunidad microscópica que vive dentro de ti. Además, se está descubriendo que esta diversidad no solo se relaciona con la prevención, sino también con la respuesta a determinados tratamientos de enfermedades tan severas como el cáncer o las patologías autoinmunes.
- **Nutrientes clave.** Vitaminas, minerales, antioxidantes... Muchas veces estamos «en rango», pero no en el rango óptimo de muchos micronutrientes esenciales para el buen funcionamiento del organismo. Y no suelen medirse en analíticas de rutina. No es lo mismo tener suficiente vitamina D para que no sufras de raquitismo que tenerla en un nivel que te proteja la inmunidad, el sistema óseo y el estado de ánimo. Lo mismo ocurre con el hierro, el magnesio, el zinc o los ácidos grasos omega-3.
- **Daño celular y envejecimiento.** Hoy podemos medir el estrés oxidativo, los telómeros (el reloj biológico de las células) o la capacidad antioxidante del cuerpo. No es ciencia ficción, es información valiosa para saber si estás envejeciendo más rápido de lo que deberías y qué puedes hacer para frenar el proceso.

Vale, y una vez que nos hemos hecho todas estas pruebas, ¿qué recomendaciones las siguen? Pues aquí viene lo mejor: una revisión de este tipo no se limita a un informe lleno de números. La idea es darte estrategias personalizadas para mejorar la salud y longevidad. Normalmente incluyen:

- Plan de alimentación adaptado. No hablo de dietas estrictas, sino de pautas que ajustan tu inflamación, tu glucosa y tu microbiota. A veces basta con pequeños cambios como adelantar la hora de la cena, aumentar la fibra, reducir los ultraprocesados, incluir más proteína vegetal o pescado azul.

- Ejercicio diseñado para ti. No es lo mismo trabajar la fuerza para ganar músculo que enfocarte en cardio para mejorar la capacidad aeróbica. Una buena revisión te indicará qué tipo de ejercicio te conviene según el riesgo que tengas.
- Gestión del estrés y del sueño. Parece intangible, pero es tan importante como comer bien. Técnicas de respiración, meditación, higiene del sueño, incluso herramientas para mejorar biorritmos adaptados a tu día a día.
- Suplementación inteligente. Cuando hay déficits documentados, los suplementos pueden ser un salvavidas. Vitamina D, magnesio, omega-3, probióticos..., siempre en la dosis adecuada y con seguimiento, no como un escaparate de productos de moda.
- Revisión periódica. La idea no es hacer el reconocimiento médico una vez y olvidarte, sino repetirlo cada cierto tiempo para ver cómo vas cambiando y ajustar la estrategia.

Como ves, esta es la diferencia entre vivir a ciegas o con una guía de salud personalizada. Y sé que parece utópico, pero... ¡existe!

Imagina que emprendes un viaje largo en coche. Tienes gasolina, ruedas y ganas, pero no llevas mapa ni GPS. ¿Llegarás al destino? Posiblemente sí, pero te perderás, gastarás más tiempo y energía, y quizá acabes en carreteras que no llevan a ninguna parte. O puede que tengas un accidente por el camino y tu viaje termine antes de lo esperado. Con este símil quiero explicarte que una revisión médica de longevidad puede servir como ese GPS que nos ayuda a tomar la dirección correcta en lo que respecta a nuestra salud; te dice por dónde vas, qué carreteras están cortadas y qué desvíos puedes tomar para llegar mejor.

Pero, bueno, todo esto suena estupendo, desde luego. Entonces te estarás preguntando ¿por qué no se hacen estas pruebas de forma rutinaria?, y es una buena pregunta.

En parte, porque requieren tiempo, recursos y formación específica. Y en parte, porque la sanidad pública suele enfocarse más en tratar que en prevenir. Es como si el sistema estuviera siempre en urgencias, apagando incendios, sin poder invertir en apagar la llama que los enciende. Pero cada vez más centros —tanto públicos como privados— empiezan a incorporar este tipo de revisiones, ya que se ha demostrado que a medio y largo plazo ahorran costes, evitan enfermedades graves y, sobre todo, mejoran la calidad de vida. La verdad es que los reconocimientos médicos van en aumento, y cada vez se volverán más accesibles, como toda una revolución en salud. Puede que lo que ahora es tan incipiente ya no tenga ninguna complejidad cuando estés leyendo el libro, ¡la ciencia avanza tan rápido...!

Lo ideal sería que todos tuviéramos acceso a una revisión completa, pero mientras no llega, ¿qué puedes hacer tú?:

- Solicita a tu médico analíticas completas. No te conformes con lo básico. Pregunta por marcadores de inflamación, vitaminas, perfil lipídico avanzado, resistencia a la insulina, etc.
- Observa tu cuerpo. Apunta qué síntomas tienes y tu nivel de energía, cómo es el sueño, la digestión. Realiza autoexploraciones periódicas y vigila tu propia evolución. Muchas veces están ahí las primeras pistas.
- Invierte en prevención. Destina parte del presupuesto en la salud, igual que lo haces con el ocio o la ropa. Una buena revisión o una buena consulta de prevención puede ahorrarte mucho sufrimiento en el futuro. Pero busca profesionales actualizados: hay médicos y especialistas que ya trabajan con este modelo de prevención.
- Haz pequeños cambios sostenibles. No necesitas transformarlo todo en un mes. Empieza con lo que tengas más a mano: moverte más, mejorar la lista de la compra, reservar tiempo para hacer técnicas de relajación, disfrutar más del aire libre, cenar más temprano, mejorar el descanso, evitar tóxicos en productos del hogar...

En resumen: sin causa no hay solución. Y hoy tenemos herramientas para encontrar esas causas mucho antes de que aparezca la enfermedad. La verdadera revolución en salud no será descubrir la pastilla milagrosa, sino aprender a leer lo que el cuerpo dice en silencio y actuar antes de que ya sea tarde.

Y es que cuando tienes un mapa..., disfrutas mucho más del viaje.

RESUMEN PRÁCTICO

Vivir «empastillados» no es salud, es sostener síntomas. Los fármacos salvan vidas y a veces resultan imprescindibles, pero cuando se convierten en la única herramienta, sin que se revisen el estilo de vida y otras exposiciones, entramos en la espiral de la polifarmacia y los efectos secundarios, alejándonos del verdadero foco. No queremos aliviar, sino mejorar, tratar y eliminar. Porque la verdadera salud es un cuerpo que funciona en equilibrio, no un pastillero lleno.

Las consultas médicas tradicionales, tal y como están pensadas en la actualidad, sirven para abordar los síntomas y las enfermedades ya establecidas, para que no supongan un riesgo vital ni nos amarguen la existencia. Sin embargo, la verdadera medicina debería ir mucho más allá, abordando la raíz del problema para que no se perpetúe la enfermedad o, mucho mejor, no llegue a aparecer. Los chequeos médicos pueden ser una buena herramienta para conocer nuestra situación de base antes de que empiece el síntoma y, en consecuencia, poder cambiar el desenlace.

13

CREANDO UN BUEN AMBIENTE

13.1. Relaciones personales, sociales y laborales

Si lo piensas bien, pasamos más horas con otras personas que a solas. Familia, amigos, compañeros de trabajo, vecinos..., ¡incluso desconocidos con los que cruzamos un par de frases al día! Y aunque muchas veces no le demos importancia, el «ambiente humano» que nos rodea es lo que nos hace evolucionar. Porque, más allá de que nos caigan mejor o peor algunas personas o de que nos apuntemos o no a determinados planes sociales, lo cierto es que el ser humano necesita el contacto social para sobrevivir. Y no me lo invento yo —como nada de lo que va queda plasmado en este libro—, sino que tiene respaldo científico.

Seguro que has escuchado alguna vez la frase: «El ser humano es un animal social». Nuestra supervivencia, desde que existimos como especie, ha dependido de vivir en grupo, hasta el punto de que en la actualidad influye en casi todos los procesos biológicos. En pocas palabras, necesitamos los vínculos con las personas para sentirnos sanos. Intentaré explicarte el motivo, científicamente hablando.

Durante millones de años, la única forma de sobrevivir fue en grupo. Cazar, recolectar, proteger a las crías o defenderse de depredadores resultaba imposible en soledad. Los individuos más sociables tenían más posibilidades de sobrevivir y reproducirse. Por eso, nuestra especie evolucionó con un cerebro diseñado para la cooperación y el vínculo. Una de las áreas más importantes en este sentido es la corteza prefrontal, que se desarrolló de una manera especial en los humanos, y es la que nos permite razonar, empatizar, ponernos en el lugar del otro y cooperar.

De hecho, hay una teoría en neurociencia llamada la **hipótesis del cerebro social**: nuestro cerebro se hizo tan grande y complejo no solo para pensar o razonar, sino para atender unas relaciones sociales cada vez más sofisticadas.

Además, poseemos algo fascinante: las neuronas espejo. Descubiertas en los años noventa, son células que se activan tanto cuando hacemos una acción como cuando vemos a otro hacerla. Gracias a ellas podemos «sentir» lo que el otro siente: bostezar cuando alguien bosteza, emocionarnos con una película o aprender imitando. Estas neuronas son la base de la empatía y de la transmisión cultural.

Entonces no es casualidad que nuestro cerebro interprete la soledad como una amenaza. Si estás solo, el cuerpo activa señales de alarma, aumenta el cortisol y se pone en «modo vigilancia». Evolutivamente, estar aislado significaba correr el peligro de que los depredadores pudieran atacarlo a uno sin que dispusiera de ayuda, o riesgo de quedarse sin alimento y fallecer. Por todo ello, finalmente se ha relacionado la soledad prolongada con más inflamación crónica y más riesgo de enfermedad. Increíble, ¿verdad?

Pero como ninguna reacción en el organismo se puede producir sin una base química, también a este nivel hay una explicación de por qué estamos programados para la socialización. Cada interacción positiva activa en el cerebro los llamados «circuitos de recompensa», que liberan hormonas como dopamina (motivación), serotonina (bienestar), oxitocina (vínculo) y endorfinas (calma). Estas sustancias no solo nos hacen sentir bien, sino que también mantienen la función inmunológica, regulan la presión arterial y la respiración, favorecen la plasticidad cerebral y protegen frente al deterioro cognitivo.

Por el contrario, la falta de conexión social no solamente supone que no se liberen todas estas sustancias, sino que, debido a lo aprendido en el proceso evolutivo, activa las mismas áreas del cerebro que el dolor físico. Sí, sí, ¡como lo lees! La soledad duele.

Y si nos ponemos a analizarlo todo con más detalle, como cada sustancia liberada en el organismo no solo tiene efecto en un único sistema, diferentes procesos biológicos sufrirán las consecuencias. Por ejemplo, sabemos que las relaciones de calidad reducen la actividad del sistema nervioso simpático (el de alerta) y activan el parasimpático (el de calma). Esto se traduce en una menor frecuencia cardiaca, más variabilidad de la frecuencia (un marcador de resiliencia al estrés) y menos inflamación sistémica. ¿Has visto? O sea, que tu salud cardiovascular también dependerá de cómo te relacionas.

La ciencia lo tiene clarísimo: la calidad de nuestras relaciones es uno de los mayores predictores de salud y longevidad. Cuando te sientes querido y acompañado, tu biología entra en «modo seguro»; cuando te sientes aislado o rechazado, tu cuerpo lo interpreta como una amenaza, de modo que libera cortisol y citoquinas inflamatorias.

Los estudios más robustos lo confirman: la soledad crónica se asocia con un mayor riesgo de enfermedades cardiovasculares, depresión, deterioro cognitivo y cáncer, mientras que el apoyo social mejora la supervivencia en pacientes con cáncer y reduce el impacto del estrés en enfermedades autoinmunes.

Hay un metaanálisis muy interesante sobre este asunto.* En él analizaron 148 estudios con 308.849 personas, siguiendo a los participantes durante años para ver quién fallecía y cómo influían sus relaciones sociales. Concluyeron que tener relaciones

* Julianne Holt-Lunstad, Timothy B. Smith y J. Bradley Layton, «Social relationships and mortality risk: a meta-analytic review», *PLoS Med*, 27 de julio de 2010, 7(7):e1000316. Doi: 10.1371/journal.pmed.1000316. PMID: 20668659; PMCID: PMC2910600.

sociales más fuertes iba asociado a una probabilidad de supervivencia de aproximadamente un 50 % más elevada. Traducido a un lenguaje menos científico, la gente con buenos lazos sociales vive más que la que está aislada, de modo que su efecto es del mismo orden que otros factores de salud ya conocidos.

Pero aquí viene el choque con la vida moderna. Nunca hemos estado tan conectados en el mundo, ahora gracias a la ayuda de la tecnología, claro, y al mismo tiempo nunca nos hemos sentido tan solos. Y esto es porque la tecnología actúa como un arma de doble filo:

- Puede proteger. Las videollamadas, los grupos en línea y otras herramientas bien usadas reducen la soledad y se asocian a una menor inflamación y a una buena salud, sobre todo en mayores o personas con limitaciones de movilidad o en quienes viajan mucho por motivos personales o laborales.
- Puede dañar. El uso compulsivo de las redes sociales es susceptible de aumentar la comparación social y la sensación de vacío. Además, el estímulo dopaminérgico —esa liberación de dopamina en el cerebro, causante de propiciar el enganche— que provocan es el mismo que el de las adicciones a otras sustancias, si se usan de manera repetida y rápida; así pues, crean una gran dependencia. A la larga, se traduce en más cortisol, peor descanso y unos marcadores inflamatorios más altos.

Las interacciones digitales rápidas no activan los mismos circuitos de calma que una conversación cara a cara, una caricia o una risa compartida. Así que la clave está en saber usar estas herramientas con cabeza, para convertirlas en un aliado y no en nuestro enemigo. Así que, ahora que ya lo sabes, invierte más tiempo en tu círculo íntimo, saluda al vecino, sonríe más, únete a grupos con intereses comunes y deja el móvil de lado en las conversaciones. Tu salud te lo agradecerá.

13.2. Naturaleza y sostenibilidad

¿No te ha ocurrido que después de pasar unos minutos en el campo, respirar aire limpio, ver verde alrededor o escuchar el sonido del mar, repentinamente te sientes mejor? No es casualidad. Igual que somos seres sociales, también somos seres biológicamente diseñados para vivir en contacto con la naturaleza. El problema es que la vida moderna nos ha ido desconectando del hábitat original y hemos normalizado pasar más del 80 % del tiempo en espacios cerrados, artificialmente iluminados, llenos de ruido y pantallas.

Pero nuestro cuerpo no está realmente pensado para esto. De nuevo, no somos robots, aunque parece que pretendamos serlo, con nuestro estilo de vida. Y muchas veces incluso llega a darnos pereza realizar planes al aire libre, para los que ponemos excusas como que hace demasiado frío o calor, que se tarda mucho en llegar, o simplemente lo percibimos como un plan menos interesante.

Pero ¿y si te digo que evitar el contacto con la naturaleza te hace enfermar? Es otro de los terribles efectos secundarios de la vida moderna que llevamos. Si te paras a pensar en cómo hemos evolucionado, te darás cuenta de que, desde luego, ninguna etapa de la humanidad ha sucedido entre cuatro paredes, salvo la actual. Y vale, tenemos claro que ya desde el Neolítico se construían casas, por necesidad de protección frente a fenómenos climáticos y al ataque de los animales. Empezaron a establecerse los hogares para vivir, comer y descansar. Así es como pasamos de simples refugios temporales a edificaciones más complejas y organizadas, marcando el desarrollo de las sociedades humanas. Pero seguían llevándose a cabo actividades al aire libre, porque aún era necesario cazar, cultivar y recolectar. No todo el mundo disponía de un vehículo para desplazarse, y los niños jugaban sobre todo en explanadas y patios.

Nunca hemos estado tan «encerrados» para trabajar y relacionarnos. Sin embargo, lo tenemos tan integrado en el día a día que no nos creemos que pueda tener un devenir tan perjudicial. Nada más lejos de la realidad, porque existe un claro impacto de la naturaleza en nuestra biología como seres humanos:

- Pasar tiempo al aire libre reduce los niveles de cortisol, la hormona del estrés. Multitud de estudios muestran que bastan veinte minutos en un entorno natural para que los niveles hormonales empiecen a normalizarse, y evitar así el efecto negativo de mantener a largo plazo los niveles de cortisol elevados en el organismo.
- El contacto con la naturaleza —igual que explicábamos con las relaciones sociales— activa el nervio vago y el sistema parasimpático, lo que protege nuestra salud neurológica y cardiovascular.
- En Japón se ha estudiado mucho el *shinrin-yoku* o «baños de bosque».* Consiste en caminar entre árboles, en parques, en la montaña o cualquier otro lugar rodeado de vegetación. Se ha demostrado que esto aumenta la actividad de las células NK (*natural killer*), fundamentales para la defensa frente a infecciones y tumores; por tanto, nos protege de ambas, incluso días después de la exposición.
- De hecho, en diversos estudios a nivel mundial se ha visto que, cuanto mayor es el contacto con zonas verdes, menor resulta la mortalidad por todas las causas, y menor incidencia hay de aquellas enfermedades potencialmente mortales (ictus, hipertensión o enfermedad coronaria).
- Estudios de neuroimagen muestran que mirar paisajes naturales reduce la actividad de la amígdala cerebral (el centro del miedo) y aumenta la conectividad en áreas relacio-

---

* M. Antonelli, G. Barbieri, D. Donelli, «Effects of forest bathing (shinrin-yoku) on levels of cortisol as a stress biomarker: a systematic review and meta-analysis», *Int J Biometeorol*, agosto de 2019, 63(8):1117-1134, doi: <10.1007/s00484-019-01717-x>.

nadas con la empatía y la creatividad. Por eso tras un paseo en el parque, pensamos con más claridad y nos sentimos más optimistas. De hecho, ¡yo he tenido que hacerlo varias veces para escribir este libro!

- La luz solar favorece la vasodilatación, ya que controla la presión arterial y mejora el flujo sanguíneo a los tejidos. Incluso pequeñas dosis de sol diurno pueden contribuir al buen funcionamiento de las arterias (siempre con fotoprotección inteligente, claro).

- Se ha observado que aquellas personas que trabajan en entornos con ventanas y con más acceso a la luz diurna duermen y regulan mejor sus ritmos circadianos que aquellas que no reciben tanta luz natural. De hecho, ya existen observatorios y grupos de trabajo de arquitectura saludable, dado que trabajar y vivir con luz natural mejora los marcadores de salud y bienestar; hasta hace poco no había conocimiento.

- Más luz diurna —sobre todo si es natural— y menos luz nocturna se asocian a un mejor control glucémico y a una menor insulino-resistencia en humanos; por tanto, comer y vivir con suficiente luz diurna e inducir un ambiente con oscuridad o una luz suave por la noche mejorará claramente nuestro entorno metabólico.

- Las revisiones sistemáticas refieren que hacer ejercicio al aire libre en ambientes naturales se asocia al aumento del disfrute, la revitalización y el afecto positivo, y a menos tensión o depresión que si se realiza el mismo ejercicio en espacios cerrados. Es decir, que genera más adherencia la práctica de ejercicio al aire libre que en el gimnasio.

- La curiosa hipótesis de los *old friends* plantea que vivir en grandes ciudades favorece la inflamación crónica, las alergias y los trastornos afectivos. Por el contrario, exponerse a ambientes verdes y con más biodiversidad (tierra, plantas y animales) amplía la diversidad microbiana con la que convivimos. Esa «vieja amiga» microbiota ambiental nos fortalece el sistema inmune y reduce la inflamación crónica.

Y, por supuesto, no es posible hablar de naturaleza sin hablar de sostenibilidad. Porque no se trata solo de aprovechar sus beneficios, sino de cuidarla. Nuestra salud depende de la salud del planeta: aire limpio, agua sin contaminantes, alimentos sin pesticidas, un clima estable. La contaminación ambiental (aire, agua, plásticos, pesticidas, ruido) se asocia a un mayor riesgo de cáncer, a enfermedades cardiovasculares, problemas respiratorios y deterioro cognitivo. Y aquí está la clave: lo que daña al planeta nos daña a nosotros.

La tala indiscriminada, la explotación excesiva de los recursos naturales, la acumulación de tóxicos y la emisión de gases contaminantes a la atmósfera amenazan la vida de miles de especies de animales y plantas. Y nosotros somos una especie más que depende del resto, formamos parte del mismo ecosistema. Por eso, cuidar de la naturaleza no es un gesto «ecologista» abstracto, sino también una inversión directa en nuestra salud, que además es sostenible. ¡No se puede pedir más!

Pero seamos realistas. No se trata de mudarte a una cabaña en el bosque, aislado de la civilización, ni de que ahora te sientas agobiado por tu trabajo en la oficina o por la ciudad en la que vives. Se trata de reconectar un poco más con el entorno natural dentro de tus posibilidades, intentando convertirlo en un hábito más.

Así que, la próxima vez que salgas a caminar al campo o a la montaña, ya sabes que, además de disfrutar de dicha actividad, ¡también estás haciendo terapia!

RESUMEN PRÁCTICO

Somos seres sociales por diseño: nuestro cerebro y biología funcionan mejor cuando nos sentimos vinculados. En cambio, el cuerpo interpreta la soledad sostenida como amenaza: aumenta el cortisol, se alteran las defensas y se incrementa el riesgo de enfermedades crónicas. La vida digital nos puede ayudar, pero la idea no es tener más contactos, sino vínculos más fuertes. Y, por supuesto, no debemos olvidar que somos seres de la naturaleza, y como tales nos hemos desarrollado. No tener contacto con ella va en contra de nuestra biología, y pasa factura. Así que anímate a relacionarte más con el entorno, tu cuerpo lo notará tanto como tu ánimo.

14

LA MEDICINA DEL ESTILO DE VIDA

14.1. El poder de los superhábitos

¿Sabías que existía la medicina del estilo de vida? Es una disciplina científica y médica reconocida internacionalmente, así, tal cual: la medicina del estilo de vida *(lifestyle medicine)*. Es una especialidad joven, pero en pleno auge, que nace de la necesidad de dar respuesta a la epidemia de enfermedades crónicas relacionadas con los hábitos. Su objetivo es claro: prevenir, tratar e incluso revertir enfermedades a través de cambios sostenibles en el estilo de vida.

Lo que durante mucho tiempo se consideraba como simples «consejos generales» hoy forma parte de una disciplina académica y clínica que es reconocida. El American College of Lifestyle Medicine (ACLM) en Estados Unidos y la European Lifestyle Medicine Organization (ELMO) en Europa son sociedades científicas internacionales que promueven la formación, certificación y divulgación en este campo entre profesionales de la salud. De hecho, universidades como la de Tesalia en Grecia ofrecen un máster en Medicina del Estilo de Vida avalado por la ELMO, y cada vez más centros académicos en Estados Unidos, Europa y Latinoamérica incorporan programas de posgrado específicos. Estas formaciones se basan en la evidencia científica más actual y buscan dotar a los clínicos de herramientas prácticas para acompañar al paciente a llevar a cabo cambios de hábitos sostenibles, más allá de la mera prescripción farmacológica.

Cada vez más hospitales y centros de salud incorporan unidades de Medicina del Estilo de Vida, convencidos de que el futuro de la medicina pasa por unir la farmacología con los hábitos, la tecnología con la prevención, la ciencia con el sentido común. Y aunque en algunos países todavía está en expansión, el mensaje ya es imparable: el estilo de vida no es un complemento, sino un pilar central de la medicina del siglo XXI.

Pero volvamos a nuestro día a día. En la época en que vivimos, parece que todo lo que funciona debe ir precedido del prefijo «súper»: superalimentos, superpíldoras, superdietas... La industria sabe que lo fácil, rápido y cómodo vende más, razón por la cual intenta seducirnos con esta forma de hablar. Pero lo cierto es que, por mucho que nos desagrade, no existen fórmulas mágicas. Ningún batido verde te desinflamará en tres días y ninguna pastilla te hará vivir más y mejor.

El verdadero «súper» no se encuentra en los productos, sino en los hábitos que repites cada día. Eso son los superhábitos; prácticas sencillas, al alcance de cualquiera, que cuando se convierten en rutina tienen un impacto profundo y medible en la salud. El gran problema en el mundo actual está precisamente en establecerlos como rutina. Porque, a diferencia de lo que nos venden por medio de otros productos en la televisión y en las redes sociales, los cambios de hábitos nos ofrecen todo lo contrario. Pasamos del fácil-rápido-cómodo al esfuerzo-progresión-disciplina; además, de que no se puede empaquetar en un frasco con un marketing atractivo. ¡Claro!, ¿cómo lograremos vender la práctica del ejercicio si no viene en un bote de colores y lo presenta un personaje famoso? ¿Alguna vez te has parado a pensar que quien sostiene el bote en el anuncio seguramente nunca se lo va a tomar? Jugar con la psicología humana es una de las estrategias del marketing, y su capacidad para conseguirlo resulta alucinante.

Nos queda claro que los superhábitos no engendran un negocio inmediato, pero precisamente por eso ofrecen algo mucho más valioso, algo tan efectivo que no hace falta publicitar: alargar los años de vida, y su calidad.

Pero ¿qué es realmente un superhábito? Podemos definirlo como «una conducta repetida en el tiempo que, de forma acumulativa, modula procesos biológicos clave y protege frente a la inflamación, el deterioro y la enfermedad». En otras palabras, son los ladrillos invisibles con los que construyes tu salud a largo plazo.

Hemos hablado de todos estos hábitos en capítulos anteriores, pero vamos a resumirlos en un listado para que puedas repasarlos con facilidad mediante ejemplos prácticos. Y recuerda, ¡aquí no nos inventamos nada! Precisamente estos hábitos están incluidos en las enseñanzas de la medicina del estilo de vida:

1. Llevar a cabo una **alimentación antiinflamatoria**. Elegir lentejas caseras con AOVE frente a pizza ultraprocesada, sabiendo que estás aprovechando bien la oportunidad de dar algo bueno a tu cuerpo con esa comida.
2. **Moverse a diario.** Subir escaleras, caminar de ocho mil a diez mil pasos y entrenar fuerza dos o tres veces por semana. Para garantizar tu seguro de vida, que es la masa muscular, y ayudar a que el corazón redistribuya bien la sangre por todos los tejidos.
3. Tener un **descanso reparador.** Apagar pantallas una hora antes de dormir y llevar a cabo una rutina nocturna relajante. Para poder sintetizar melatonina, resetear el sistema inmune, reparar células dañadas y reorganizar el sistema nervioso.
4. **Gestionar el estrés.** Cinco minutos de respiración consciente después de comer o de cenar. Para dejar de naturalizar el «vivir a tope», ya que ayuda a bajar los niveles de cortisol y desactivar el sistema nervioso simpático.
5. Procurar **relaciones sociales de calidad.** Quedar con un amigo para caminar en lugar de hablar solamente por WhatsApp. Recuerda que somos seres sociales, no robots.

Los humanos nos comunicamos entre nosotros, no con una pantalla que habla.

6. Contactar con la **naturaleza** y exponerse con cuidado a la luz solar. Hacer baños de bosque veinte minutos al día (si quieres que suene menos poético, son paseos al aire libre), priorizando la exposición solar a primera hora del día para regular el ritmo circadiano y obtener nuestra dosis de vitamina D.

7. **Reducir los tóxicos** en el hogar. No fumar, no beber, cambiar los envases plásticos por vidrio y ventilar la casa a diario. De esta manera nos volvemos más sostenibles y evitamos disruptores endocrinos y sustancias perjudiciales a nuestro alrededor.

8. **Cuidar de la mente** y tener un propósito vital. Dedicar tiempo a proyectos personales, ya sean de ocio o de aprendizaje. Hacer cosas que nos resultan gratificantes para nosotros mismos evita poner siempre el foco en lo que se espera de nosotros, y nos deja vivir nuestra propia vida, no la de los demás.

Los superhábitos son la medicina más potente y no necesitan receta. Por eso muchas veces los médicos no los «prescriben». Sin embargo, siguen siendo una terapia y en realidad podrían considerarse la base de la medicina.

También es cierto que cambiar ciertas costumbres requiere varios pasos y hay que tener ganas de darlos. Así que hasta que no estés realmente convencido de que el esfuerzo por el cambio merece la pena, no servirá de nada. Pero, créeme, es lo único que, sin lugar a duda, te ayudará a transformar tu biología y a asegurarte la salud en el futuro.

Y no, los hábitos no aparecen por arte de magia ni por fuerza de voluntad infinita. La ciencia del comportamiento nos muestra que siguen un proceso concreto, en que la repetición y la asociación son clave. Te muestro los pasos que necesitamos dar para lograr establecer una nueva rutina en nuestro día a día:

1. **Elige un hábito concreto y realista.** No vale con «quiero comer mejor» o «quiero hacer más ejercicio», porque es demasiado abstracto. Ejemplo: «Voy a caminar veinte minutos después de comer tres veces por semana». Y vas y lo haces. La claridad es lo que convierte una intención en acción.

2. **Diseña el disparador** (una especie de recordatorio interno). Todo hábito se activa con un recordatorio externo o interno. Sin esa señal, la conducta no arranca. Ejemplos: dejar las zapatillas de deporte junto a la puerta (señal visual), preparar la fruta en la mesa la noche anterior (señal ambiental).

3. **Facilita la acción.** Haz que el hábito sea tan fácil que casi no puedas decir que no. Ejemplo: si quieres meditar, empieza con dos minutos, no con veinte. Cuanto menos esfuerzo inicial requiera, más probabilidad de repetición habrá, ya que será más fácil alcanzar el objetivo y no te sentirás frustrado ni con una sensación de pérdida de tiempo.

4. **Refuérzate con recompensa inmediata.** El cerebro necesita sentir que lo que has hecho «ha valido la pena». Es el refuerzo positivo lo que construye la repetición. Ejemplos: escuchar tu pódcast favorito solamente mientras caminas, dejar una comida rica preparada para cuando vuelvas de entrenar.

5. **Repite esas actividades o acciones hasta que sean automáticas.** Un hábito se consolida cuando pasa de ser una decisión a formar parte de la rutina. Y hasta que eso no ocurra, estarás haciéndolo de manera consciente y, por tanto, «forzándote». Los estudios muestran que el tiempo medio para establecer un hábito son 66 días (hay una variabilidad de entre 18 y 254 días según la persona y la acción).

6. **Practica la técnica de «apilamiento de hábitos»** si crees que puede ser útil. Consiste en añadir un nuevo há-

bito justo después de uno que ya hayas consolidado. Ejemplo: «Después de lavarme los dientes, haré diez respiraciones profundas».

7. **Busca un entorno aliado.** Rodéate de personas y lugares que refuercen el hábito para sentirte parte de la misma comunidad y no el rarito de turno. Ejemplo: entrena el deporte que te guste con un amigo, apúntate a un club de deporte, haz cursos de cocina saludable...

Recuerda que el impacto de cualquier acción siempre se da cuando ocurre de manera repetida. Por eso es tan importante revisar nuestros hábitos, porque es lo que supondrá un avance diario hacia la mejora del estado de salud o hacia el riesgo de padecer enfermedades crónicas.

14.2. ¿Cómo adaptarnos al mundo moderno?

Hemos llegado al punto clave: ya sabemos cuáles son los superhábitos y ya sabemos que debemos integrarlos en nuestro día a día. Pero ¿cómo lo hacemos en un mundo que parece diseñado para que todo se mueva justo en contra de ellos?

Imagínate que estás en la oficina trabajando y llega el momento del descanso. Tú llevas siempre las zapatillas de correr para salir a dar la vuelta a la manzana, porque tienes un momento para estirar las piernas, salir al aire libre y pensar en tus cosas. Los compañeros, al verte, se ríen de ti porque lo normal, y que hacen todos, es bajar al bar a tomarse una cerveza, fumar un cigarro y hablar sobre lo hartos que están de trabajar. Pero ¿quién es realmente el «pringado» aquí?, ¿el que sigue autoengañándose con hábitos perjudiciales o el que decide tener una actitud proactiva sobre su salud?

La paradoja es clara: la biología humana apenas ha cambiado en miles de años, pero el entorno se ha transformado de arriba abajo en apenas unas décadas. Y no, no nos ha dado tiempo a adaptarnos y puede que nunca lo logremos. Queremos dormir cuando toca, comer comida real y movernos a diario, pero vivimos en un entorno que nos ofrece pantallas hasta de madrugada, ultraprocesados listos en tres minutos y sillas que nos atrapan diez horas al día. Es un continuo «quiero y no puedo». Además, la presión social y la incredulidad de muchos no ayudan a sentirte integrado cuando defiendes un estilo de vida saludable. En lugar de prestarte el altavoz, te tapan la boca.

Pues bien, adaptarse al mundo moderno es posible. Y no significa rendirse a sus excesos, sino aprender a hackearlo: usar aquello de lo que podemos sacar beneficio, filtrar lo que nos daña para desecharlo y recuperar poco a poco el equilibrio perdido.

Y aquí hay un detalle importante: no podemos confiar únicamente en la fuerza de voluntad. La ciencia del comportamiento lo llama «arquitectura de elección». Consiste en que elegiremos con mayor probabilidad aquello más cercano y accesible; por eso nos resulta más fácil picar galletas que fruta si las primeras están en la encimera y la segunda escondida en el cajón del frigorífico.

Pero, espera, ¡que te cuento lo mejor! Puedes diseñar el entorno para que colabore con tu decisión de vida saludable, es mucho más eficaz que intentar resistirte a diario a lo que nos ofrece la vida moderna. Un simple gesto, como dejar la fruta lavada y lista o programar una alarma que nos recuerde que debemos apagar pantallas a las once de la noche marca la diferencia.

En este proceso también conviene recordar algo importante: no necesitas hacerlo a la perfección, sino lo suficiente y mantenerlo en el tiempo. La flexibilidad y la tolerancia enganchan más que la exactitud y la radicalidad. Pensar que nunca más en la vida podrás tomarte el refresco que te gusta —porque solamente te permites beber agua— te hará desearlo más que si simplemente lo conviertes en una opción que decides no coger en tu día a día, pero que está ahí para cuando consideres hacer una excepción. Los puntos extremistas nunca son sostenibles, y lo que de verdad funciona son los pasos pequeños acumulados. Lo importante es tener claro que muchas cosas de las que considerabas normales hasta ahora —que sabes que no te convienen— pasarán a ser una excepción. Pero sin presión ni agobios.

Y hablando de la tecnología, que tantas veces vemos como enemiga de la salud, también puede convertirse en aliada si la usamos inteligentemente. De hecho, la inteligencia artificial es útil cuando se aplica con inteligencia real.

Por ejemplo, los relojes o pulseras inteligentes han mostrado que mejoran la actividad física y la calidad del sueño cuando funcionan como recordatorios y refuerzos positivos. Pero si después haces *scroll* en la cama hasta las dos de la mañana, contribuyen, justamente, a descuidar tu descanso. La clave está en decidir qué tecnología suma y cuál resta, para usarla a nuestro favor sin volvernos sus esclavos. En este caso, si tenemos un dispositivo que nos facilita monitorizar la salud, no deberíamos usar otro en un momento en que la perjudica, ¿no? Pero es que llevarnos el móvil a la cama, poner la alarma y revisar los últimos mensajes ya es un hábito...; y ya luego reposamos la cabeza en la almohada. Mira qué fácil es mejorarlo: cámbialo por la lectura de unas cuantas páginas de un libro, plantéate revisar los mensajes a la mañana siguiente y deja la alarma programada de forma diaria para no tener que hacerlo cada noche. ¡No resulta tan difícil!

Otra herramienta poderosa para contrarrestar los excesos modernos es recuperar nuestros ritmos biológicos. Ya hemos hablado de la importancia de evitar la cronodisrupción: los horarios de comida, de sueño y de exposición a la luz determinan el metabolismo, la inflamación y el riesgo de enfermar. Aunque vivas en plena ciudad, puedes darle señales de naturalidad al cuerpo: salir diez minutos al sol por la mañana, cenar algo más temprano o apagar las luces blancas intensas al final del día. Son ajustes sencillos que ayudan al organismo a recordar el compás que nunca debería haber perdido.

Y nuevamente, no necesitas hacerlo todo sino priorizar lo esencial. Los estudios de longevidad —desde las Blue Zones hasta el Harvard Adult Development Study— muestran que lo que más importa no es tener una vida saludable de escaparate, sino mantener consistencia en tres o cuatro pilares básicos del estilo de vida: moverse, comer bien, dormir y relacionarse. Con eso bastará. Si no llegas a todo, céntrate en dormir mejor y mantenerte activo: estos dos gestos multiplican el efecto del resto. No se trata de vivir como un influencer de la salud, sino de encontrar un estilo de vida real que encaje contigo y puedas sostener. Cada cambio de hábitos no supone lo mismo para todos, y tampoco necesitamos tener el mismo patrón de estilo de vida.

Y por si no sabes lo que son las Blue Zones (zonas azules), te lo explico un poco. El término nació de una investigación liderada por Dan Buettner, cuyo principal objetivo era el estudio de la longevidad. Él y un equipo de demógrafos y médicos viajaron por el mundo identificando los lugares con mayor concentración de personas que superaban los noventa y cien años de edad en buen estado de salud, y su misión era averiguar qué hacían para conseguirlo. Estos enclaves de longevidad se encontraron en Okinawa (Japón), Icaria (Grecia), Cerdeña (Italia), Nicoya (Costa Rica), Loma Linda (California, EE.UU. Comunidad Adventista del Séptimo Día). Observaron que en estas zonas la vida se regía por unos pilares y pautas que, al parecer, podían ser la clave para vivir más y mejor:

- Dieta basada en alimentos reales y vegetales.
- Actividad física natural e integrada.
- Propósito vital claro (*ikigai* en Okinawa).
- Red social sólida.
- Gestión del estrés.
- Moderación en la alimentación (Okinawa popularizó el concepto *hara hachi bu*: comer hasta estar un 80 % lleno).

¿Y qué nos enseña esto?, pues la lección está clara: la longevidad no depende de técnicas y recursos modernos, sino de superhábitos ancestrales que se llevan a cabo en comunidad. Las Blue Zones constituyen la mejor demostración de que el estilo de vida equivale a una medicina tan poderosa como cualquier tratamiento moderno, o más.

Un dato que destacar es que, a pesar de vivir en contextos culturales y geográficos muy distintos, todas compartían patrones similares en el estilo de vida. Ahí está la magia: no hay genes milagrosos ni pócimas secretas, solo hábitos que se repiten de forma consistente.

Nunca olvides, además, que la tribu es tu mejor *biohack*. El apoyo social amortigua el estrés, reduce la inflamación y mejora la supervivencia, como demuestran los metaanálisis más sólidos. En un mundo cada vez más individualista, la comunidad se convierte en un escudo de salud.

Adaptarse al mundo moderno no es cuestión de heroicidades, sino de estrategia: priorizar lo que realmente importa y apoyarnos en los demás. Así, el entorno deja de ser un enemigo invisible —porque ahora sabes que lo es— y se convierte en un aliado para nuestra salud. Y ten claro que quien no lo haga así, con toda la información y herramientas que hay ahora disponibles, ¡será sin duda el pringado!

RESUMEN PRÁCTICO

La medicina del estilo de vida existe —y crece— con un objetivo muy simple: prevenir, tratar e incluso revertir enfermedades de manera sostenible. No funciona a través de superalimentos ni superpíldoras, sino de superhábitos: acciones sencillas que repites hasta que tu biología cambia de verdad. Por eso, los superhábitos no llenan un bote bonito ni tienen un marketing que los respalde, pero sí llenan de vida tus años. Y es que aquello realmente bueno no necesita promocionarse.

15

LA REVOLUCIÓN DE LA SALUD

Hemos llegado al final de este viaje y quiero que mires atrás un momento. Porque ahora te corresponde procesar poco a poco toda la información que has recibido.

Seguramente, al empezar el libro tenías una idea más fragmentada de la salud: el cuerpo como suma de piezas, los síntomas como señales aisladas, los fármacos como la primera línea de tratamiento —o la única—. Ahora, tras recorrer conmigo estos capítulos, sabes que la salud no funciona así.

Nuestro cuerpo es una máquina extraordinaria, sí, pero no una máquina cualquiera. Respira, siente, se adapta y se regenera, y para llevarlo a cabo depende del equilibrio constante, la homeostasis; como cualquier motor delicado, necesita un mantenimiento regular, no solo reparaciones de urgencia cuando algo no funciona bien o se rompe.

Y más allá de hacer nosotros algo por mantener o mejorar el mecanismo —que ya de por sí está instaurado de manera natural—, lo más importante es no interferir en él, aunque es precisamente lo que estamos haciendo al caer en las garras de la vida moderna. En realidad, mejorarlo solo tiene sentido cuando se ha deteriorado y lo ideal es evitar que eso ocurra, pero en la vida real sabemos que no suele funcionar así.

La gran revolución de la salud empieza ahí: en entender que no basta con apagar alarmas ni poner parches mientras algo sigue siendo disfuncional. Necesitamos mirar más adentro, ir a la raíz del problema y resolverlo. Y para ello necesitamos preguntarnos no solo qué es lo que funciona mal, sino por qué.

Has aprendido que gran parte de las enfermedades que más nos afectan hoy son las llamadas «crónicas», porque para que se desarrollen necesitan haber acumulado errores y daños de manera prolongada en el tiempo. Diabetes, hipertensión, enfermedades cardiovasculares, cáncer, depresión, obesidad, demencias... No aparecen de la nada. Se construyen día a día según el modo en que vivimos, lo que comemos y cómo nos movemos, a lo que nos exponemos, lo que sentimos y cómo descansamos. Porque todo ello afecta los principales sistemas reguladores, desde el sistema inmune hasta nuestra microbiota, pasando por complejos circuitos de sustancias antiinflamatorias, neurotransmisores y hormonas.

Sin embargo, también has recibido un mensaje muy esperanzador: así como nuestros hábitos nos enferman, también pueden curarnos. Depende de nuestras propias decisiones. La vida moderna, con sus pantallas, estrés y alimentos ultraprocesados, ha roto el compás natural de nuestro organismo, algo que nos inflama, nos desgasta y nos enferma. Comer alimentos reales, mover el cuerpo, dormir con calidad, cultivar relaciones sanas, salir a la naturaleza, reducir tóxicos y cuidar las emociones son gestos cotidianos que, sumados entre sí, cambian el rumbo de nuestra biología. Lo que parecía complicado, en realidad se resume en algo simple: volver a lo esencial.

Porque cuando caemos en el caos de la comodidad y la tecnología mal utilizada, beneficiamos a terceros, no a nosotros mismos; saben engañarnos tan bien, apuntando a nuestros circuitos de placer y recompensa y generando presión social, que no solo no percibimos la realidad, sino que normalizamos esos patrones de vida insana. Y es entonces cuando querer ganar salud se vuelve raro y da sensación de «antisistema». ¡Qué paradoja!

En la primera parte del libro te mostraba cómo reparar los daños acumulados. Porque sí, aunque la maquinaria haya sufrido, ha quedado claro que siempre podemos intervenir. Y el verdadero error es no hacerlo. Reparar significa reconocer los fallos y dar a cada pieza la oportunidad de funcionar de nuevo. Y es que cuando ya sabemos por qué suceden las cosas, resulta más fácil encontrar la solución.

Después dimos un paso más: resetear. No significa borrar lo vivido ni empezar de cero, sino aprender a darle al cuerpo las condiciones más favorables para que se reorganice. Y se consigue ajustando el ritmo circadiano, priorizando el descanso, alimentándose de manera antiinflamatoria, apoyando al hígado y al intestino en sus tareas de detoxificación natural, dando soporte al sistema inmune y rompiendo con esa rueda de hiperproductividad que tantas veces parece inevitable. Resetear es volver a la calma para que, desde ahí, todo se coloque en su sitio.

Y llegamos al último gran bloque: revivir. Porque de nada sirve reparar o resetear si no lo integramos en un estilo de vida sostenible. No se trata de «vivir bien» un mes, un año o dos. Es un proyecto para obtener lo más cercano a lo que sería un seguro de vida. No existen fórmulas mágicas ni soluciones rápidas; revivir es construir una rutina que no suponga una carga, sino una rutina que se disfruta. Significa dejar de tener un organismo siempre a la defensiva y permitirle funcionar con normalidad, para vivir más y mejor. Porque tener salud implica también tener calidad de vida.

La verdadera medicina no está en una consulta o en un hospital, sino en cada decisión que tomas desde que te levantas hasta que te acuestas. En esos superhábitos que muchas veces te cuesta instaurar. Quizá esperabas otra cosa, listas cerradas de pasos que seguir, protocolos rígidos..., pero así se logra algo más bonito y profundo. Cada persona tiene la capacidad y el arte de reconducir su estilo de vida en la dirección más oportuna, una vez ha obtenido el conocimiento, y eso es muy poderoso. Porque la verdadera revolución de la salud no está en lo extraordinario, sino en lo cotidiano.

Mi objetivo con este libro no es culpabilizar a nadie por sus malos hábitos ni transmitir una sentencia de enfermedad a todo aquel que no viva en función de los pilares que hemos ido comentando. Mi objetivo es motivar desde el conocimiento científico, más allá de lo que parece meramente sentido común. Es plantar una semilla en la mente de las personas escépticas, que les haga reflexionar sobre cómo se cuidan. Y aportar información veraz con la que empoderar a todo aquel que se deja llevar por la seducción de la vida moderna.

El libro termina aquí, pero lo que de verdad empieza ahora es tu propio camino. Tienes las herramientas y, sobre todo, la capacidad de decidir. Y lo mejor de todo es que no necesitas ser perfecto. No necesitas hacerlo todo a la vez. Solo necesitas empezar, y seguir.

Y créeme, cuando lo hagas, vas a sentir la diferencia. Y ya no habrá vuelta atrás.

Así que adelante: **repara, resetea y revive**.

BONUS: Un día para apagar la inflamación y encender tu salud

Te despiertas sin necesidad de un despertador estridente, porque te acostaste a una hora razonable y el cuerpo ya ha descansado lo suficiente. Nada más abrir los ojos, corres las cortinas y dejas que la luz natural entre en la habitación: primera señal para tu reloj interno. Aumenta progresivamente el cortisol para que estés listo para empezar el día con energía.

Antes de mirar el móvil, bebes un vaso grande de agua y dedicas unos minutos a respirar profundamente y a ser consciente de que acaba de comenzar la jornada. La calma inicial baja el tono del estrés desde primera hora para hacerlo más llevadero.

Desayunas comida real y sencilla: un bol de yogur natural con frutos rojos, semillas de chía y nueces. O unas tostadas con aguacate, tomate y huevo. Todo son macronutrientes, fibra, an-

tioxidantes y grasas saludables; claramente, señales antiinflamatorias.

Te mueves: caminas hacia el trabajo, vas en bici o haces
veinte minutos de movilidad. Cada contracción muscular libera
sustancias antiinflamatorias y enciende genes protectores que
el cuerpo necesita.

Una vez comenzado el trabajo, buscas un momento para hacer una pausa consciente: tres minutos de respiración lenta o
estiramientos. El nervio vago te lo agradece.

Al mediodía comes sin prisa, lejos de la pantalla. Un plato
basado en verduras de colores, legumbres y pescado azul a la
plancha. Tras la comida, en lugar de un café doble, das un paseo
de diez minutos al sol. Ese ratito ayuda a regular la glucosa, la
vitamina D y los ritmos circadianos. Luego, si debes volver al trabajo no hay problema, pero ya has tenido un momento de desconexión.

Si el día lo permite, después de trabajar sales un rato a pasear por la naturaleza, solo o, si puedes, con amigos para mejorar también los lazos sociales que tan bien te hacen sentir. Pla-
ya, montaña o simplemente caminar por el parque más cercano;
ayuda a reducir el cortisol —que ya debería empezar a bajar a
estas horas del día— y mejora la expresión de aquellos genes
vinculados a la inmunidad.

Ves que empieza a caer el sol. El cuerpo nota calma y tiene
ganas de ir terminando el día. Así que te diriges a casa para darte
una buena ducha y preparar la cena. Y si tu familia te acompaña
para mejorar la sensación de cariño y bienestar, mejor.

Cenas temprano y ligero: crema de verduras, tortilla con espinacas y un poco de aguacate. Nada de pantallas brillantes desde este momento. Tras la cena, conversaciones relajadas, nada de
discutir antes de ir a dormir. Puedes leer algunas páginas de tu
libro favorito o meditar.

Bajas al mínimo la luz artificial, usas luz cálida, preparas tu
ritual de sueño: higiene bucal, temperatura agradable, respiración tranquila. El cuerpo entiende que toca reparar.

Te acuestas a la misma hora de siempre, en una habitación oscura y silenciosa. El descanso profundo es el mejor antiinflamatorio, y mañana te espera otro bonito día.

Puede que al leer este ejemplo pienses que suena casi utópico, como si solo fuera posible en unas vacaciones ideales y no en la vida real. Y sí, no siempre podremos cumplirlo al pie de la letra: habrá días de prisas, cenas tardías o imprevistos que nos saquen del guion. Pero lo importante no es la perfección, sino la dirección. Este estilo de vida no debería ser un lujo inalcanzable, sino lo más lógico y conveniente para el cuerpo. Vivir de acuerdo con nuestra biología es, en realidad, la forma más simple y natural de prevenir la enfermedad y ganar salud a largo plazo. La utopía sería pensar que podemos vivir desconectados de estas bases sin pagar la factura.